Te 18
261

T. 2600.
O. m. s.

TRAITÉ PRATIQUE

SUR LES

MALADIES HUMORALES.

Les contrefacteurs seront poursuivis conformé-
ment aux lois.

IMPRIMERIE DE GŒTSCHY, RUE LOUIS-LE-GRAND , N° 27.

TRAITÉ PRATIQUE

SUR LES

MALADIES HUMORALES,

ET SUR UNE NOUVELLE MÉTHODE VÉGÉTALE SIMPLE
ET PEU DISPENDIEUSE

Pour la guérison radicale des Scrofules ou Humeurs
froides, du Rachitisme, des Dartres, de l'Érysipèle,
de la Teigne, du Scorbut, de la Syphilis, de la Gale,
des Glaires, des Hémorroïdes, etc. ;

ET

Des accidens causés par les principes de ces affections,
soit qu'ils se portent à l'estomac où ils produisent la
Gastrite, soit qu'ils exercent leur action sur le cerveau, sur les poumons ou sur d'autres organes essen-
tiels à la vie ;

PAR LE DOCTEUR CHAUMONNOT,

MÉDECIN DE LA FACULTÉ DE PARIS, PROFESSEUR DE MÉDECINE,
MEMBRE DE PLUSIEURS SOCIÉTÉS SAVANTES, ETC.

Prix : 2 fr.

Franc de port par la poste, chez les libraires des
principales villes de France,

ET A PARIS,

CHEZ {
L'AUTEUR, rue du Roule, n° 12, où il peut être
consulté les mardis et vendredis depuis deux
heures jusqu'à quatre.
DELAUNAY, libraire, Palais-Royal.

1829

INTRODUCTION.

En médecine, la connaissance des causes est de la plus haute importance; on ne saurait trop se livrer à leur étude. En la négligeant, au lieu de procurer du soulagement aux malades, on s'expose non-seulement à retarder leur guérison, mais encore à voir les accidens persister et s'aggraver, le danger devenir plus imminent et les organes se fatiguer et s'affaiblir par l'emploi d'une médication intempestive. Aussi le mal devient-il souvent incurable, ou du moins se montre-t-il beaucoup plus rebelle que si on lui eût opposé dans le principe un traitement rationnel et méthodique. Il est donc constant que tout remède qui n'attaque pas directement la cause des maladies, est incertain et dangereux. Cette vérité n'a pas échappé à Hippocrate, qui nous l'a transmise dans cette sentence : *Détruisez la cause et vous détruirez le mal ;* précepte sage, mais beaucoup trop négligé de nos jours.

L'art de guérir est immense et la vie de l'homme est courte, a dit encore très-judicieusement le père de la médecine ; et certes, il est bien difficile, pour ne pas dire impossible, d'acquérir des connaissances profondes en voulant étudier en même temps toutes ses parties. Aussi les médecins qui, dans tous les temps, se sont le plus illustrés, étaient-ils bien pénétrés de cette vérité importante, puisqu'ils n'ont acquis tant de célébrité qu'en se livrant à une seule branche de l'art médical. A l'exemple de ces hommes précieux pour la science et pour l'humanité, j'ai choisi pour sujet de mes méditations et de mes recherches, les *maladies humorales*. On appelle ainsi celles qui sont causées par l'altération des humeurs.

Une pareille entreprise offrait de grandes difficultés. En effet, ces maladies sont très-multipliées, et l'on n'avait sur les causes de plusieurs d'entr'elles que des notions imparfaites. Quelques-unes joignent à la funeste propriété de se communiquer par le contact, celle de se transmettre par l'hérédité et par l'allaitement; souvent elles se montrent sous un aspect hideux et sont regardées comme honteuses, de sorte que les personnes qui en sont atteintes s'environnent du plus grand secret : il en est même qui craignent de se confier à leur médecin et de lui avouer la cause et l'origine de leurs maux. Enfin, la plupart de ces affections présentent tant d'obscurité dans leur diagnostic, de gravité dans leurs symptômes, de lenteur dans leur marche, de résistance aux remèdes, de dangers dans leurs terminaisons, que les médecins eux-mêmes, soit pour s'éviter le désagrément de leur traitement, soit parce qu'ils n'avaient pu donner un temps suffisant à leur étude, les ont déclarées incurables. Ces obstacles, loin de me décourager, n'ont fait que redoubler mon zèle. J'ai pensé que la nature bienfaisante avait créé des remèdes pour tous nos maux, et qu'avec un travail constant et opiniâtre, on ne pouvait manquer de les découvrir. J'ai mis à contribution les observations de mes devanciers, j'ai fait des recherches multipliées au sein des hôpitaux, je me suis éclairé des lumières de mes confrères, et je dois à plusieurs d'entr'eux un tribut de reconnaissance pour m'avoir aidé de leurs conseils et secondé dans mes travaux.

Enfin, je suis parvenu à jeter un nouveau jour sur les affections humorales, et à découvrir un moyen de les combattre avec succès. Ce moyen consiste en un sirop composé de sucs de plantes, lequel, d'après ses propriétés et son action sur les fonctions digestives, a été nommé *Sirop toni-dépuratif* ou *gastrique*. L'expérience de plusieurs années a démontré son efficacité constante. Les félicitations journalières que je reçois de mes confrères et des malades qui lui doivent leur guérison, sont la récompense la plus flatteuse de mes efforts et de mes recherches.

TRAITÉ PRATIQUE

SUR LES

MALADIES HUMORALES.

1. Quoique mes méditations aient eu pour objet toutes les affections qui ont été reconnues depuis Hippocrate jusqu'à nos jours, pour être le résultat de l'altération des fluides, cependant il ne sera fait mention dans cet opuscule que de celles qui sont chroniques et contre lesquelles le Sirop gastrique peut être employé avec succès. Voici l'ordre que je suivrai dans l'exposition des matières qui

ont rapport à la connaissance et au traitement des maladies humorales :

1° *Des causes qui peuvent donner naissance aux principes morbifiques ;*

2° *Considérations générales sur les principes morbifiques et la dépravation des humeurs ;*

3° *Des désordres que les principes morbifiques peuvent produire sur les divers organes et particulièrement sur les voies digestives où ils occasionnent fréquemment la gastrite, etc.*

4° *Des affections spéciales résultant des principes morbifiques ;*

5° *De l'action du sirop gastrique ou toni-dépuratif ;*

6° *Instruction sur l'emploi du sirop gastrique ;*

7° *Examen de quelques moyens qui peuvent convenir comme auxiliaires au sirop gastrique, ou dont l'emploi peut être dangereux.*

CHAPITRE PREMIER.

Des causes qui peuvent donner naissance aux principes morbifiques.

Elles sont physiques ou morales.

DES CAUSES PHYSIQUES.

2. Ces causes doivent être envisagées sous le rapport 1° de l'hérédité, 2° de la conception, 3° de l'allaitement, 4° de la digestion, 5° de l'absorption et de l'exhalation, 6° de la contagion, 7° des sécrétions et excrétions, 8° des crises, 9° de la manière de vivre.

De l'Hérédité.

3. Il est constant que nous héritons des qualités des humeurs de nos père et mère. Des personnes âgées et valétudinaires engendrent des êtres débiles et maladifs. Celles

qui sont atteintes des vices dartreux, scorbutique, syphilitique, etc, transmettent
avec la vie ces mêmes vices à leurs enfans.

4. Quelquefois les principes morbifiques
changent de nature par ce mode de transmission ; il n'est pas rare, par exemple, que les
scrofules, le rachitisme, le scorbut, etc.,
soient la conséquence des dartres ou de la
syphilis modifiée par la génération. Alors
c'est presque toujours sur le premier âge que
ces funestes agens exercent d'abord leur influence délétère.

5. L'observation d'un grand nombre de
faits, porte à croire que les principes en se mo-
difiant par la génération, acquièrent ordinairement plus de malignité. Quand les accidens
qui en résultent sont attaqués, comme il
arrive souvent, par des moyens insuffisans
pour les détruire, ils peuvent bien dispa-
paraître ; mais ils reviennent après un certain
temps sous leur forme originelle. C'est ainsi
que des hommes, après avoir été dans leur
enfance, en butte au principe scrofuleux ou
rachitique, se trouvent atteints plus tard de
dartres, de la goutte, etc., qui leur avaient

donné naissance et dont ils avaient apporté le germe en venant au monde.

6. Les affections héréditaires sont généralement très-opiniâtres ; cela tient probablement à ce qu'elles font partie de l'organisation de la manière la plus intime.

7. On m'a souvent demandé si la mère n'avait pas plus d'influence que le père sur la constitution de l'enfant. Voici ce que j'ai à répondre à cette question :

Quoique la mère ait plus de part à la formation et au développement de l'embryon , puisqu'elle en porte le germe dans son sein avant la fécondation , et que pendant neuf mois elle le nourrit de sa propre substance, néanmoins l'observation journalière prouve qu'elle n'a pas plus d'influence que le père sur l'organisation du fétus. Je me bornerai à citer un fait concluant et connu de tout le monde ; c'est que l'individu qui procède d'un blanc et d'une négresse, est mulâtre au même degré que celui qui naît d'un nègre et d'une femme blanche.

8. Il faut cependant remarquer qu'après la fécondation, l'état ultérieur de santé du père

n'exerce rien sur l'embryon. Il n'en est pas de même de la mère; tout ce qui agit sur elle, retentit sur le fétus. Ajoutons à cela que son état de grossesse la rend beaucoup plus sensible à l'action des causes qui peuvent altérer ses humeurs et secondairement celles du fruit qu'elle porte dans son sein. Elle doit donc se rappeler que des écarts de régime, des impressions physiques ou morales trop vives, un saisissement, un emportement de colère, etc. peuvent avoir les plus funestes conséquences sur la constitution du fétus, quelquefois même y éteindre le principe de la vie.

De la Conception.

9. Les vices qui ne sont pas contagieux ne se communiquent pas ordinairement par le rapport intime des sexes : il faut néanmoins en excepter le cas où ce rapport est suivi de la conception, alors voici ce qui arrive : le germe qui participe nécessairement aux qualités des fluides de l'individu qui l'a fécondé, se détache de l'ovaire pour se

rendre dans la matrice; là il se développe
peu à peu par la circulation qui s'établit
entre lui et la mère, circulation au moyen
de laquelle les humeurs vont continuellement
de l'un à l'autre. Cette communication directe qui a lieu pendant toute la durée de
la gestation, ne peut manquer de_ transmettre à la femme les qualités des fluides de
son enfant. C'est ainsi que les principes
goutteux, rhumatismal, scorbutique etc.,
quoique nullement contagieux, peuvent passer du mari à son épouse par l'intermède du
fétus.

De l'Allaitement.

10. Si on a lieu d'être surpris de la facilité avec laquelle une mère se dispense de
l'allaitement, le plus sacré des devoirs qui
lui sont imposés par la nature, on doit l'être
encore plus du peu d'importance que l'on
met souvent dans le choix d'une nourrice
mercenaire.

11. Je ne rapporterai pas ici les expériences physiologiques qui prouvent, d'une

part, l'influence du régime, des passions, de la constitution, etc., sur les propriétés du lait; et de l'autre, l'action que les qualités de ce fluide exercent sur le nourrisson.

12. Une vérité qui ne peut être contestée, c'est que le lait, de même que toutes les autres humeurs qui proviennent du sang, participe des qualités de ce dernier, de sorte que l'allaitement est une voie par laquelle les principes morbifiques se transmettent très-communément.

L'observation prouve aussi que les principes qui passent dans le sang des enfans avec le lait de leur nourrice, y conservent quelquefois leur nature, tandis que dans certains cas, ils se transforment en d'autres principes, ainsi que nous avons dit que cela avait lieu par le fait de la génération.

13. Lors donc que des circonstances impérieuses forcent une mère à se faire remplacer dans la fonction de l'allaitement, elle ne saurait apporter trop de soins dans le choix d'une nourrice, car de là dépend la santé et par conséquent le bonheur de son enfant. Quelquefois même, malgré toutes

les précautions qu'elle y apporte, elle a lieu de se repentir d'avoir mis sa confiance ailleurs qu'en elle-même. Elle a bien recours, il est vrai, aux conseils de son médecin; mais celui-ci peut-il, d'après l'examen le plus scrupuleux de la nourrice et de son lait, affirmer qu'elle n'est point infectée d'un vice morbifique, tel que le syphilitique, le dartreux, puisque ces vices peuvent rester disséminés dans les fluides sans donner aucun signe de leur existence. Toute sa sagacité ne lui sert donc qu'à reconnaître le tempérament de la femme, et les propriétés plus ou moins nourrissantes du lait d'après sa saveur, sa couleur, son odeur, sa consistance, etc.

Mais lors même qu'on aurait des moyens de s'assurer de la pureté du sang d'une nourrice, qui peut jamais répondre de son régime, de sa manière de vivre, de ses passions, même en l'ayant constamment sous les yeux?

Je le répète donc, une mère compromet son bonheur et celui de son enfant en le faisant allaiter par une nourrice étrangère.

De la Digestion.

14. La digestion est une fonction par laquelle les alimens subissent des changemens qui les rendent propres à l'accroissement et à l'entretien de l'individu.

L'estomac est l'organe qui sert essentiellement a cette fonction. Placé pour ainsi dire au centre du corps, il est protégé en arrière par la colonne vertébrale; en avant et à gauche, par les dernières côtes; à droite, par le foie. Il a au-dessous de lui les intestins et la rate, et est surmonté par la poitrine, dont le sépare une cloison musculo membraneuse appelée diaphragme. On a comparé la forme de l'estomac à celle d'une cornemuse. A sa partie supérieure, il se resserre en un canal nommé œsophage, qui remonte à l'arrière-bouche, avec laquelle il se continue; son orifice inférieur porte le nom de pylore et se prolonge en un très-long conduit, dont les replis et les contours nombreux forment les intestins ou tube intestinal et qui se termine à l'anus.

Les alimens, après avoir été broyés par les dents et pénétrés de salive, descendent dans l'estomac. Ils se mêlent à divers fluides préparés, 1° par les follicules qui tapissent son intérieur (le *mucus*) ; 2° par les glandes qui l'avoisinent (*fluides biliaire* et *pancréatique*), et se changent, à l'aide de la chaleur et des forces vitales, en une pâte liquide et homogène qui est le *chyme*. Cette masse chymeuse contient deux parties : l'une excrémentitielle doit être rejetée au-dehors ; l'autre récrémentitielle est le *chyle*, et doit servir à la nutrition. La surface interne de l'estomac est garnie d'un nombre infini de pores qui sont les orifices de vaisseaux également multipliés. Ces pores pompent le chyle, le transmettent aux vaisseaux absorbans ou chylifères, qui le charient à un canal unique, lequel reçoit également la lymphe, comme je le dirai en traitant de l'absorption : c'est *le grand canal du chyle*. Ce fluide est enfin versé dans la veine sous-clavière gauche; il s'y mêle au sang, est porté avec lui au cœur, dont les contractions le poussent dans les poumons, pour y subir l'acte de la respiration; il retourne au cœur, d'où il est enfin chassé dans les artères, qui le distribuent par des milliers de ramifications à toutes les parties du corps.

15. Le cadre resserré que je me suis prescrit, ne me permet pas d'entrer dans beaucoup de détails sur la nutrition qui est le complément de la digestion. Je dirai seulement que ce sang, enrichi des produits de la digestion, cette chair coulante, comme l'a dit un célèbre anatomiste, va fournir à tous les tissus des molécules destinées au remplacement de celles devenues impropres à l'organisation, et qui, ne devant plus en faire partie, sont rejetées au dehors.

La digestion est donc l'acte le plus important de la vie, on pourrait dire la vie elle-même, puisque les substances prises au-dehors et introduites dans l'estomac, après avoir été changées en chyle par l'action de ce viscère, vont se mêler au sang pour remplacer successivement les molécules qui ont servi à la formation des organes, molécules qui sont portées au-dehors par toutes les voies d'excrétion, de manière qu'au bout d'un certain temps, l'organisation se trouve entièrement formée d'élémens nouveaux.

16. D'après cela, on concevra sans péine que le moyen le plus efficace, le seul peut-être qui puisse remédier d'une manière certaine, soit à la dépravation des fluides, soit aux lésions des solides qui en sont la conséquence, est de substituer, par la digestion, la sanguification et la nutrition, des particules de bonne nature à celles qui sont viciées, et de rétablir par là l'harmonie générale, l'équilibre le plus parfait dans toutes les fonctions. Mais cette décomposition du corps et cette recomposition perpétuelles ne s'opérant que lentement, on ne peut espérer de remédier aux divers désordres qu'avec un temps suffisant et proportionné à leur gravité, leur ancienneté, etc. Promettre le contraire, ne peut être le fait que du charlatanisme ou de l'ignorance; trop de hâte ne peut produire que des traitemens téméraires, irréguliers, toujours infructueux et quelquefois dangereux.

17. Si la digestion est un moyen de ré-

paration et de santé, lorsqu'elle s'exécute convenablement; elle est au contraire une source directe de l'altération du sang et de beaucoup de maladies, toutes les fois qu'elle se fait mal.

18. Parmi les causes qui peuvent altérer la digestion, les unes tiennent à l'estomac lui-même, ou aux fluides qui concourent à ses fonctions; les autres aux alimens; d'autres enfin à l'influence des agens extérieurs et du moral.

19. Les estomacs faibles et délicats n'agissant pas sur la masse alimentaire avec assez d'énergie pour la diviser et la triturer convenablement, le chyle qui en résulte ne peut être de bonne nature, et les qualités du sang ne manquent pas de s'altérer insensiblement

Quelquefois la faiblesse de l'estomac est constitutionnelle, mais le plus souvent elle provient d'abstinence, de privations, d'une nourriture malsaine, ou même d'excès qui auraient fatigué cet organe. Dans tous les cas, elle ne rend pas toujours les digestions laborieuses, et permet quelquefois aux alimens même les plus difficiles à digérer, de traverser l'estomac sans douleur, quoique ordinairement ils y causent un sentiment de pesanteur.

20. Les personnes qui ont l'estomac irritable et sujet aux spasmes, digèrent tantôt bien, tantôt mal ; quelquefois l'estomac ne peut supporter tel ou tel aliment ; il arrive aussi qu'un mets dont l'usage réussit habituellement, cesse tout-à-coup de lui convenir. La moindre cause physique ou morale, l'impression du froid ou une chaleur un peu trop forte, une légère surprise, suffisent pour troubler la digestion ou du moins pour la ralentir.

21. Toutes les maladies qui agissent sur l'estomac jettent le désordre dans ses fonctions ou les paralysent entièrement.

22. Les glaires et les saburres résultent d'une sécrétion vicieuse des follicules qui tapissent l'estomac ; ce sont des levains qui rendent l'élaboration de la masse alimentaire incomplète, et la disposent à une fermentation putride.

23. De tous les organes qui avoisinent

l'éstomac, le foie est sans contredit celui qui
concourt le plus puissamment à la transformation des alimens en chyme, par la bile
qu'il sécrète constamment. Ce fluide contracte quelquefois une telle acrimonie qu'il
irrite l'estomac et y cause des douleurs aiguës qui ne cessent ou ne diminuent que
quand il en a été expulsé par le vomissement. Son amertume jointe à sa couleur
jaune, verte ou noirâtre, ne laisse aucun
doute sur sa nature. Au reste, comme la bile
se mêle intimement avec la pâte alimentaire,
toutes les fois qu'elle éprouve quelque altération, le chyle y participe toujours plus ou
moins.

24. Indépendamment de l'action que
les alimens exercent sur l'estomac, ils communiquent encore au sang leurs qualités
bonnes ou mauvaises. On sait que les viandes
salées, les eaux croupies, transmettent à ce
fluide des principes d'acrimonie et de corruption, et sont une des causes les plus ac-
tives du scorbut, des écrouelles, etc.

25. Dans l'Inde, au Mexique, et dans
beaucoup d'autres climats chauds, l'abus

qu'on fait des épices donne de l'acreté aux humeurs et dispose aux dartres, à la lèpre; surtout lorsqu'on y joint l'usage d'une nourriture échauffante et indigeste.

26. Les boissons fermentées, le vin, les spiritueux pris avec excès, portent dans le sang un stimulus qui en accélère les mouvemens et le force à passer dans des vaissseaux qui ne reçoivent ordinairement que des fluides blancs. Il survient des engorgemens inflammatoires, soit à l'intérieur, soit à l'extérieur; le sang se décompose en matières purulentes et sanieuses qui sont résorbées et portées dans le torrent de la circulation, ou bien qui forment des abcès au moyen desquels la nature se débarrasse d'une partie de l'humeur viciée, lorsqu'ils sont au voisinage de la peau; mais qui peuvent ne pas être sans danger quand ils ont leur siège dans le cerveau, les poumons et autres viscères.

27. Les agens extérieurs ont un effet très-marqués sur la digestion. L'air sec et modérément froid l'active, la chaleur humide la ralentit; cependant elle peut être in-

terrompue par le froid, s'il est très -vif, et que l'on s'y expose immédiatement après avoir mangé, parce qu'alors, il en résulte un spasme général qui se communique à l'estomac.

L'humidité relâche la fibre et rend la fonction digestive languissante ; en outre, comme elle est toujours portée dans l'économie par la voie de l'absorption, elle abreuve les fluides d'une trop grande quantité de parties aqueuses ; le mucus et les autres fluides qui concourent à l'élaboration du chyme n'ayant pas une action suffisante, les molécules chyleuses restent trop grossières et sont propres à déterminer des embarras, des engorgemens dans les vaisseaux et dans les glandes ou ganglions, accidens très-fréquens dans le Valais, en Angleterre, en Hollande et dans toutes les localités humides.

28. Le repos ou l'exercice modéré conviennent après le repas. Les travaux excessifs de corps ou d'esprit, de même que les impressions morales vives, troublent les fonctions de l'estomac, en détournant les forces vitales et les fluides vers d'autres organes.

La compression et la gêne qu'éprouve ce viscère par l'usage des corsets et des vêtemens
trop serrés, de même que par les travaux à
l'aiguile et autres occupations qui forcent à
se courber en avant, lui sont également pré-
judiciables.

Au reste, toutes les causes dont nous
venons de parler agissent différemment, suivant l'âge, la force, le tempérament, les
habitudes et les dispositions particulières.
Ce qu'il y a de constant, c'est que quand
l'estomac a été plusieurs fois dérangé dans
ses fonctions, il en résulte ordinairement
un état spasmodique, une irritabilité ou un
affaiblissement habituel, source de mauvaises digestions et de dépravation du sang.

De l'Absorption et de l'exhalation.

Pour que l'on puisse comprendre comment le sang peut se vicier par les divers
dérangemens de l'absorption et de l'exhalation, je vais essayer de donner, en peu de
mots, l'esquisse de ces deux importantes
fonctions.

29. Il existe à la surface de la peau et des autres membranes, de même que dans l'épaisseur de tous les tissus, un nombre prodigieux de pores dont les uns sont l'origine, les autres la terminaison de vaisseaux d'une très-grande ténuité, et qui agissent en sens inverse.

Les uns puisent continuellement des matériaux pour les porter dans la masse des humeurs, dans la circulation générale; c'est ce qui constitue l'*absorption*.

Les autres, au contraire, transmettent hors de la circulation, des élémens qui ont fait partie du sang, et qui ordinairement ne sont plus propres à la nutrition; cela forme l'exhalation.

De l'Absorption.

3o. Les pores absorbans pompent sans cesse les matières liquides, vaporeuses ou gazeuses avec lesquelles ils sont en contact. Ces matières sont blanchâtres et d'une certaine consistance quand elles viennent de l'estomac ou des intestins, et qu'elles sont le produit de la digestion. Alors elles constituent le

chyle dont nous avons eu occasion de parler
en traitant de cette fonction; dans tout autre
cas, et lorsqu'elles viennent des autres parties du corps, du cerveau, de la peau , etc.,
elles sont très-fluides, transparentes et limpides, et portent le nom de *lymphe.* Quoiqu'il en soit, les vaisseaux absorbans en raison de leur capillarité et de la contractilité
dont ils sont doués, charient les produits de
l'absorption dans le grand réservoir du chyle
et de la lymphe, transportent ces matériaux
dans la veine sous-clavière gauche où ils se
mêlent au sang, pour circuler avec lui, ainsi
que je l'ai dit à l'occasion de la digestion. (14)

31. Il est à remarquer que les vaisseaux
-absorbans ne vont pas directement aboutir
au réservoir de la lymphe. Ils se rendent
d'abord, après un trajet plus ou moins
long, tantôt isolément, tantôt réunis plusieurs ensemble, à des petits renflemens appelés ganglions. Là, ils se contournent, se
ramifient, s'anastomosent de diverses manières, ce qui paraît avoir pour but de modifier,
d'élaborer, de perfectionner, de vivifier
peut-être les matériaux, avant de les porter

dans la masse générale du sang. Je dois d'autant plus fixer l'attention sur ces ganglions nommés encore par quelques anatomistes *glandes lymphatiques,* que souvent ils deviennent le siége de nombreuses maladies causées principalement par les mauvaises qualités des fluides qui les traversent.

De l'Exhalation.

32. Les artères en se répandant dans toutes les parties du corps pour y porter le sang et la chaleur vivifiante, se divisent et se subdivisent en un nombre infini de ramuscules. Il part de leur extrémité des vaisseaux très-déliés appelés *exhalans.* Leur fonction est de séparer du sang, des élémens dont la nature et la qualité varient suivant leur destination ; tantôt, ils doivent servir à la nutrition, à la réparation des pertes continuelles qu'éprouvent tous les organes, au remplacement des particules qui ont été enlevées par l'absorption : ainsi les molécules graisseuses sont dé-

posées dans les lamelles du tissu cellulaire ;
les molécules osseuses, dans le tissu des os ;
celles musculaires, dans les muscles , etc;
d'autres fois, ils ne paraissent propres qu'à
faciliter le mouvement, le glissement, le
jeu des parties les unes contre les autres ,
telles sont les produits qui ont lieu aux
membranes du cerveau , de la poitine ,
du bas-ventre , des articulations. Le plus
souvent ils sont absorbés presqu'aussitôt
leur formation , et sans cesse renouvelés
par l'exhalation.

33. Enfin , il est une sorte d'exhalation
qui a pour but essentiel d'extraire , d'éliminer du corps des substances qui ne sont plus
utiles à son entretien, et qui ne pourraient y
être retenues sans danger; c'est celle qui
s'opère par la membrane muqueuse pulmonaire et par la peau.

L'exhalation pulmonaire est facile à aper-
cevoir. Elle s'échappe du poumon par la
bouche et les narrines avec une partie de
l'air qui a servi à la respiration. Elle est sous
forme de vapeur, et d'autant plus apparente
que la température est plus froide. Lorsqu'on la reçoit sur des corps polis, elle les

ternit, s'y condense, et finit par s'y réunir en gouttelettes aqueuses et limpides.

L'exhalation cutanée n'est pas toujours *sensible*; mais alors elle n'en existe pas moins, comme on peut s'en convaincre par l'expérience suivante: Approchez l'extrémité des doigts à peu de distance d'une glace, vous la verrez se ternir presqu'aussitôt par l'exhalation imperceptible qui sort par les pores cutanés.

L'air atmosphérique dissout et enlève la transpiration avec d'autant plus de rapidité qu'il est plus sec et plus agité. C'est pourquoi la sueur n'est jamais aussi abondante et aussi sensible que quand l'atmosphère est en même temps orageuse, chaude et tranquille.

34. Les vaisseaux exhalans ne charrient que des liquides qui ont fait partie du sang, et qui souvent doivent être rejetés au dehors. Comme ces fluides ont été suffisamment animalisés par l'action organique; il n'est pas nécessaire qu'ils subissent dans leur trajet aucune préparation, aucune modification; aussi le système exhalant est-il dépourvu des ganglions qui se rencontrent en si grand nombre dans le système absorbant (31).

Ce qui précède nous fait voir deux actions bien différentes : l'une apporte constamment dans le torrent de la circulation des matières *récrémentitielles*, c'est-à-dire, pour l'entretien et l'accroissement de l'individu ; l'autre rejette au dehors les matières *excrémentitielles*, ainsi appelées parce qu'elles ne doivent pas entrer dans la formation des organes, ou parce qu'après en avoir fait partie plus ou moins long-temps, elles ne pourraient, sans danger, séjourner dans l'économie. La vie offre donc le tableau d'un mouvement continuel de décomposition et de recomposition.

Voyons maintenant comment les maladies humorales peuvent être la conséquence de l'absorption et de l'exhalation, soit que ces fonctions s'exercent à l'intérieur, soit qu'elles aient lieu à l'extérieur.

55. A la suite des maladies aiguës, et par l'influence de certaines causes morales ou physiques, les exhalans et les absorbans qui sont dans l'épaisseur des tissus ou à la surface des membranes intérieures, peuvent être débilités et leurs fonctions perverties, de manière que les matériaux apportés par

les vaisseaux exhalans et ceux pompés par les absorbans, pèchent sous le rapport de leur quantité ou de leur qualité. Il en résulte, dans le premier cas, des engorgemens, des infiltrations dans les tissus, des épanchemens, des hydropisies dans les cavités, etc., et dans le second, des principes hétérogènes des humeurs morbifiques, dont la nature varie suivant l'âge, la constitution, le genre de vie et autres circonstances.

36. Lorsque des matières excrémentitielles, telles que les urines, les matières fécales, se trouvent retenues trop long-temps, comme dans les rétentions d'urine, les constipations ; l'absorption s'exerce ordinairement sur elles, et en extrait des principes capables de vicier le sang. On trouve dans les écrits des pathologistes beaucoup d'exemples de la fièvre urineuse; dans cette maladie, l'urine passe dans le sang en si grande quantité et avec si peu d'altération que la transpiration répand une odeur urineuse très-prononcée. J'ai eu plusieurs fois occasion de remarquer que les personnes habituellement constipées finissaient par être atteintes de

quelques affections humorales , comme hémorroïdes , érysipèles , dartres , rhuma-
tismes , etc ; la pesanteur de tête , les mauvaises digestions , les coliques , la morosité,
l'irascibilité et autres symptômes , m'ont
très-souvent paru les précéder de plusieurs
mois, quelquefois même de plusieurs années.

37. Les élémens de la bile sont susceptibles d'être portés en totalité ou en partie
dans la masse des humeurs et consécutivement dans tous les tissus; sa présence se manifeste par une couleur jaune qui affecte principalement la peau et le blanc des yeux. Ce
phénomène n'a lieu qu'autant que la matière
colorante se trouve comprise dans l'absorption. Dans le cas contraire , ce n'est qu'à
l'aide d'autres symptômes que l'on peut reconnaître que la bile est répandue dans l'é-
conomie. Les accidens varient suivant la
quantité et la qualité de ce fluide, ses divers
élémens, et les proportions dans lesquelles il
a été détourné de sa direction et de ses
usages naturels. Ils sont ordinairement plus
graves lorsque la bile était primitivement altérée. Dans tous les cas , le principe acrimo-

nieux communiqué aux humeurs , subit
facilement toutes sortes de dégénérescences.

38. Les dérangemens dans les fonctions
exhalantes et absorbantes , causés par l'influence des agens extérieurs et les résultats qui en sont la suite , sont aussi des plus
fréquens et des plus dangereux.

39. La peau , les ouvertures des cavités
qui y aboutissent et la muqueuse pulmonaire
sont constamment exposées au contact de
l'atmosphère. Lorsque la température de ce
milieu est très-élevée , la transpiration devient abondante , tandis que l'absorption
est presque nulle ; le sang perd beaucoup
de ses parties aqueuses et prend plus de consistance. Si alors on se livre à des exercices
immodérés , la respiration et la circulation
s'accélèrent , l'exhalation cutanée devient
encore plus énergique, le sang s'échauffe et
acquiert de l'âcreté : dans ce cas il est très-
disposé à s'enflammer et à passer à une fermentation putride. Les divers fluides qui en
émanent et dont les parties salines sont trop
concentrées , exercent également une action
irritante sur les organes , et il se déclare

des fièvres inflammatoires, putrides, bilieuses, etc.; ou le plus souvent, l'acrimonie des humeurs produit divers principes morbifiques qui ont d'autant plus de tendance à exercer leur ravage à la peau, que l'effet de la chaleur l'a rendue plus sensible et plus irritable. D'après cela, doit-on être surpris que les climats chauds soient pour ainsi dire le séjour d'élection, la partie des maladies éruptives de la peau, et qu'elles y acquièrent plus d'intensité? La lèpre que l'on y observe fréquemment, ne pourrait-elle pas être considérée comme le résultat du vice dartreux porté au plus haut degré de malignité? En effet, elle ne prend pas naissance dans les pays froids ou tempérés, et même elle paraît y perdre sa propriété contagieuse.

40. L'air froid crispe les pores cutanés, et s'oppose à l'émission de la transpiration que l'action vitale a isolée du sang pour être expulsée au dehors. Ce n'est jamais sans danger que cette humeur est retenue ou refoulée à l'intérieur; tout le monde connaît les accidens qui peuvent résulter de sa résorption, soit qu'elle se porte sur quel-

qu'organe, soit qu'elle se mêle au sang et en altère la pureté.

41. L'humidité et principalement le froid humide relâchent les exhalans et surtout les absorbans, et diminuent ou affaiblissent leur faculté contractile; la lymphe circule avec beaucoup de lenteur et de difficulté; elle éprouve encore plus d'obstacles lorsqu'elle arrive aux ganglions ou glandes lymphatiques, à cause de la flexuosité et des contours multipliés des vaisseaux qui s'y ramifient et les traversent. Il en résulte l'engorgement de ces ganglions et l'altération de la lymphe.

La plus commune de ces altérations qui ait lieu chez les enfans, est sa transformation en vice scrofuleux : aussi a-t-on remarqué que les scrofules ou humeurs froides qui en sont la conséquence, se développent très-fréquemment dans les climats froids et humides, comme l'Angleterre, la Hollande, où elles sont presque endémiques.

Dans l'âge adulte, le ralentissement de la circulation de la lymphe et l'obstruction qu'elle détermine aux vaisseaux qui traversent les tissus musculaires, fibreux, ou articulaires, engendrent fréquemment le vice rhumatismal.

Enfin, dans l'âge mûr, particulièrement chez les femmes à leur temps critique, et surtout quand il existe déjà quelque ferment morbifique dans les humeurs, la lymphe altérée peut dégénérer en vice cancéreux, l'un des plus redoutables par son acrimonie corrosive, rongeante et désorganisatrice.

42. Toutes les fois que des individus sont rassemblés en grand nombre dans des lieux où l'air n'est point souvent renouvelé, ce fluide s'altère et contracte des propriétés délétères; c'est pourquoi l'air des prisons, des hôpitaux, de la cale des vaisseaux, des habitations étroites, est généralement malsain et dangereux. Les grandes villes sont aussi beaucoup moins salubres que les campagnes, non seulement à cause de la population qui y est beaucoup plus considérable, et de l'élévation des maisons qui s'opposent à la libre circulation des vents et au renouvellement de l'air; mais encore par rapport aux élémens délétères, provenant de la fer-

mentation des matières putrescibles qui y
séjournent en plus ou moins grande abondance.

C'est surtout dans les climats couverts de
marécages et où la chaleur jointe à l'humidité favorise singulièrement la décomposition
des substances végétales et animales, qu'il
s'élève de toute la surface du sol, des éma-
nations considérables de miasmes, dont l'absorption par les poumons et par les pores
cutanés produit les accidens les plus formidables, tels que les typhus, la fièvre jaune,
la peste et autres maladies pernicieuses qui
règnent épidémiquement dans ces contrées,
et qui sont ordinairement douées de la propriété contagieuse.

Mais ces poisons n'agissent pas toujours
sur l'économie avec cette énergie et cette rapidité prodigieuse; souvent ils infectent sour-
dement la masse des humeurs et y développent des principes qui peuvent causer les
plus grands désordres soit à l'intérieur, soit
à l'extérieur.

43. La malpropreté, la négligence de
changer assez souvent de linge de corps,

donnent lieu au séjour et au desséchement
de l'humeur sébacée et de celle de la transpiration à la surface de la peau ; ces matières
sont absorbées en partie et obstruent les
pores cutanés. Alors la lymphe ne peut
manquer de contracter des propriétés délétères qui la font dégénérer en principes morbifiques, et le plus communément en vice
scorbutique.

De la Contagion.

44. C'est ici le lieu de parler de la contagion, car elle s'effectue toujours au moyen
de l'absorption.

La contagion consiste dans la transmission
d'un principe morbifique d'un individu à un
autre. Elle est *immédiate* ou *médiate*, suivant qu'elle est, ou non, produite par le contact direct et immédiat. Par exemple la gale
se gagne immédiatement, en touchant une
personne qui en est atteinte, de même que
la syphilis, par un coït ou des embrassemens
impurs. L'une et l'autre se contractent aussi
d'une manière médiate; la première, en faisant

usage de vêtemens ou autres objets qui auraient servi à un individu affecté de la gale; la seconde, en buvant dans le verre de celui qui aurait à la bouche des chancres vénériens.

45. Quelques principes ont une telle malignité et une telle énergie, qu'ils peuvent être transportés par les vents à de grandes distances, sans perdre pour cela leur propriété contagieuse; ils peuvent également la conserver pendant un temps fort long; tels sont ceux qui proviennent de la fièvre jaune, des typhus, de la peste : on a vu cette dernière maladie importée avec des marchandises, ne faire explosion qu'au moment où l'on ouvrait les ballots qui étaient restés plusieurs mois en magasins. Tout le monde sait aussi les précautions que l'on prend à l'égard des vaisseaux qui arrivent de certaines contrées où des maladies contagieuses règnent épidémiquement.

46. Il est certains virus qui sont absorbés avec facilité, quelque soit la partie du corps sur laquelle ils sont déposés; d'autres ne le sont que lorsque la peau est très-fine

comme aux lèvres, aux parties génitales, tel est le vice syphilitique ; enfin il y en a qui ont besoin d'être *inoculés*, c'est-à-dire introduits au-dessous de l'épiderme ou dans l'épaisseur des tissus, comme les virus vaccin, rabique, etc.

47. La peur rend singulièrement accessible à la contagion. On a constamment remarqué que dans les lieux où règnent des affections contagieuses, ceux qui étaient effrayés en étaient plus promptement et plus fortement atteints. Je ne puis résister au plaisir de rappeler ici le trait héroïque de mon illustre maître et collègue M. le baron Desgenettes, qui, dans l'expédition d'Égypte, pour ranimer le courage abattu du corps d'armée dont il était le médecin en chef et dans lequel la peste faisait de grands ravages, se fit inoculer, en présence des soldats, du virus pris sur un des pestiférés, et fut préservé, par son courage, de l'effet de cet agent si redoutable.

48. On entend par sécrétion la transformation de certains principes du sang en des liqueurs particulières qui en diffèrent es-

sentiellement par leurs propriétés. Cette
opération s'exécute, soit au moyen des
cryptes ou follicules muqueux, soit au
moyen des *glandes*.

49. On désigne sous le nom de follicules
muqueux, de petites cavités ou enfoncemens
qui tapissent les membranes muqueuses et
versent à leur surface un fluide onctueux,
le mucus, destiné à lubrifier leur surface.
On aperçoit aisément au fond de la bouche,
entre les piliers du voile du palais, deux
corps nommés amygdales, a cause de la res-
semblance qu'ils ont par la forme, avec des
amandes. Les amygdales ne sont autre chose
qu'une réunion de follicules qui fournissent,
surtout au moment de la déglutition, un
mucus abondant pour favoriser le glissement
des alimens.

50. Les glandes sont des organes d'une
texture vasculaire et nerveuse où viennent
se rendre des artères qui y apportent le sang
nécessaire à leurs fonctions; ce sang y est
élaboré et converti en des humeurs qui varient suivant l'usage auquel elles sont destinées. Le produit de la sécrétion est porté

hors de la glande au moyen d'un canal *excré-
teur ;* c'est ce qui forme *l'excrétion.*

51. Les fluides sécrétés sont quelquefois
transmis immédiatement au dehors, comme
le lait ; d'autres fois ils s'accumulent dans
des réservoirs où ils séjournent pendant un
temps plus ou moins long, comme les urines;
enfin il y en a qui, avant d'être rejettés,
doivent servir à d'autres fonctions, tels sont
la salive, la bile, etc.

52. Quand les sécrétions qui doivent
être expulsées au dehors, rentrent à l'intérieur, elles deviennent des levains de fermentation et de corruption, troublent l'harmonie générale et font éclore des accidens plus
ou moins graves. Le lait lui même, quoique
très-doux par sa nature, n'en occasionne
pas moins des symptômes maladifs très-
multipliés, lorsqu'il est reporté et retenu
dans la masse générale des humeurs. Nous
avons déjà signalé, en parlant de l'exhalation, les effets du transport de l'urine et de
la bile dans le sang (36, 37).

53. Mais si, dans leur état naturel, les
sécrétions peuvent être nuisibles en rentrant

dans la circulation générale, elles le sont bien davantage quand elles ont éprouvé quelqu'altération ; c'est ce qui arrive de diverses manières :

1° Si elles séjournent trop long-temps dans leurs réservoirs, elles s'y décomposent et deviennent acrimonieuses ; ainsi le lait se grumelle dans les seins, il s'y corrompt et produit des engorgemens, des abcès; et dans cet état, il cause une forte dépravation du sang en se mêlant avec lui. On peut en dire autant de l'urine, dans les rétentions de ce fluide; on a beaucoup d'exemples de son altération et des suites fâcheuses qui en résultent.

2° Les fonctions des glandes peuvent être gênées ou troublées par une compression, une contusion, la rupture de leurs vaisseaux, ou autres lésions semblables ; alors leurs produits ne peuvent manquer de devenir malfaisans ; tantôt, comme l'a dit avec une grande vérité Richard Russel, il se forme dans presque toutes, une matière purulente qui se mêle à la sécrétion, tantôt la sécrétion elle-même acquiert une viscosité, une consistance qui s'oppose à son excrétion et produit le gonflement, l'induration, le squirrhe de la glande. D'autrefois le fluide sécrété a beaucoup de tendance à former des concrétions pierreuses. Il est peu de glandes dans lesquelles on n'en ait pas rencontré. Morgagny en trouva une assez considérable dans un sein cancéreux ; elle devait sa formation à l'humeur de la goutte qui s'y était portée. Mais c'est principalement dans les deux organes élaborateurs de l'urine qu'on les trouve le plus fréquemment. Elles sont souvent entraînées avec ce fluide dans la vessie et rejetées au dehors ; c'est ce qui constitue la gravelle. Si néanmoins la concrétion a trop de volume pour être expulsée par le canal de l'urètre, elle prend de l'accroissement dans la vessie et devient un calcul qui ne peut être extrait que par une opération chirurgicale dangereuse.

3° Les affections morales, comme nous aurons occasion de le démontrer plus tard, modifient aussi les sécrétions. La douleur provoque des larmes abondantes et quelquefois cuisantes ; les chagrins , la colère , augmentent la bile et la rendent âcre, caustique , etc. , etc.

4° Enfin , lorsque le sang contient des principes morbifiques , les sécrétions ne doivent point être de bonne nature ; peut-être même que ces principes , après avoir été soumis quelque temps à l'action des organes sécréteurs, retournent à ce fluide diversement modifiés. Je ne serais pas éloigné de croire que ce fut là une des principales causes de la malignité que contractent certains virus , et des transformations qu'ils subissent en séjournant dans l'économie. Au surplus , je n'ai trouvé dans aucun auteur l'explication de ce phénomène remarquable.

Quellesque soient au reste la cause et la nature de l'altération des fluides sécrétés , il est bien constant que quand ils sont portés dans les humeurs par l'absorption, ils y transmettent leurs qualités délétères et y causent une dépravation générale.

Des Crises.

54 Certaines maladies se terminent par l'é-

mission du principe hétérogène qui les avait provoquées. On désigne en pathologie sous le nom de *crise* l'évacuation de ce principe, et sous celui d'*efforts critiques* de la nature, les forces qu'elle déploie pour en débarrasser l'économie.

55. Les crises sont *imparfaites* lorsque toute l'humeur morbifique n'est pas transmise au dehors; elles sont *parfaites* au contraire lorsqu'elle l'est en totalité. Il faut convenir néanmoins que nous n'avons pas de moyens sûrs pour juger si la crise a été parfaite. Ce qui peut nous porter à croire qu'il en est ainsi, c'est le rétablissement de la santé; mais nous ne sommes que trop souvent induits en erreur, car après un temps plus ou moins long, le retour des mêmes symptômes ou l'apparition de quelques autres accidens maladifs, nous font reconnaître que les fluides n'ont pas été complètement purifiés.

56. Les crises ne peuvent avoir lieu que dans les maladies qui sont occasionnées par l'existence de quelque principe morbide dans les humeurs, puisqu'elles ne sont autre

chose que l'expulsion de ce principe, soit spontanée, soit favorisée par quelque moyen thérapeutique. Ne pourrait-on pas dire en passant que tout l'art de guérir les maladies humorales ne consiste qu'à produire des crises parfaites, c'est-à-dire, à évacuer en totalité les vices morbifiques par quelque voie que se soit. Aussi est-ce principalement de cette manière qu'agit le Sirop gastrique, et de plus il prévient la dépravation ultérieure des fluides en mettant tous les organes, ceux de la digestion en particulier, dans le cas d'exécuter régulièrement leurs fonctions.

Un seul exemple suffira pour faciliter l'intelligence de ce qui précède :

Dans la petite vérole ; la céphalagie, les nausées, la fièvre et autres symptômes précurseurs de l'éruption, sont le résultat du virus variolique qui exerce sa malignité sur les principaux organes. Dès qu'il est porté vers la peau, ces accidens cessent ou du moins perdent de leur violence. Si les forces vitales sont suffisantes et ne sont pas contrariées, l'humeur morbifique est éliminée en totalité. Mais que de causes peuvent s'op-. poser aux efforts salutaires de la nature. Des soins mal entendus, des boissons trop froides, des médicamens incendiaires, une température trop basse ou trop élevée, une constitution faible ou entachée de quelques vices, etc., peuvent occasionner la rétention ou le transport du virus dans la masse générale des humeurs. Il en résulte des accidens proportionnés à sa quantité, à sa malignité et aux dispositions individuelles; sa congestion sur un organe important comme l'estomac, les poumons, peut y causer les désordres les plus graves, quelquefois même la mort.

57. Un phénomène remarquable qui n'a pas échappé aux praticiens attentifs, c'est qu'à la suite de l'éruption variolique, comme après beaucoup d'autres maladies, lorsque la fièvre et les autres symptômes ont entièrement disparu, la nature travaille encore pendant un temps assez long, à porter au dehors les restes de l'humeur peccante. Tantôt elle emploie la voie de la transpiration pour s'en débarrasser, tantôt celle des urines qui

deviennent troubles ou sédimenteuses, d'autres fois elle provoque une diarrhée bienfaisante; souvent elle fait concourir plusieurs fonctions à ce résultat favorable. Malheureusement l'expérience démontre que quelquefois, soit parce qu'elle manque de force, soit parce qu'elle est contrariée, elle n'opère pas ce complément de dépuration. Qu'arrive-t-il alors? la santé de l'individu auparavant florissante, chancèle et devient sujette à divers accidens, ou plus tard les élémens hétérogènes restés dans l'économie acquièrent de la malignité, et on reconnaît l'existence d'un vice tel que le scrofuleux, le scorbutique, le dartreux, etc., qui ne peuvent avoir d'autre origine.

Ce que nous venons de dire de la variole, s'applique également à la rougeole, à la scarlatine, aux gourmes des enfans et à plusieurs autres affections. D'après cela, on peut juger combien il importe de favoriser les crises, et quel danger il y aurait de les entraver par des réfrigérans, des répercussifs, ou de toute autre manière.

58. Ce n'est que dans un petit nombre

de cas que la nature jouit de la faculté d'expulser au dehors les matières délétères. Certains principes morbides ont une telle disposition à se fixer dans nos humeurs, et sur nos organes, que ce serait se prêter à une illusion funeste, que de compter sur sa puissance pour en être délivré. C'est contre ces principes, de même que contre toutes les Sirop capables d'altérer les fluides, que le causes gastrique jouit de l'énergie la plus puissante, tant par l'action dépurative et neutralisante qu'il exerce sur eux, que par la force et la vitalité qu'il répand dans tous les organes.

De la manière de vivre.

59. Pour conserver l'équilibre parfait dans la circulation des fluides et les maintenir dans l'état de pureté, la machine humaine a besoin d'un certain ordre et d'une certaine mesure dans tous ses actes. Sans cela elle est exposée à des dérangemens qui peuvent même entraîner sa ruine.

60. Le régime alimentaire introduit dans l'économie les substances les plus dispa-

rates et les assimile à notre organisation par la nutrition. Comme les notions qui sont relatives à ce régime ont été exposées en parlant de la digestion, je ne puis qu'y renvoyer le lecteur (24 , 25 , 26).

61. Les exercices violens, les travaux excessifs précipitent la circulation, échauffent et enflamment le sang et le disposent à la dépravation. Ils occasionnent une dépense considérable de forces et épuisent l'action vitale. L'économie est agitée par des secousses trop vives, les fonctions deviennent irrégulières, l'exhalation est excessive, les humeurs contractent de l'acrimonie et irritent les organes avec d'autant plus de facilité que ceux-ci ont plus perdu de leur force de réaction.

62. La vie molle et oisive, les occupations sédentaires nuisent aux sécrétions, et ralentissent le mouvement des fluides et surtout de la lymphe, qui n'ayant d'impulsion que celle qui lui est communiquée par la contractilité de ses vaisseaux, y séjourne trop long-temps, et est d'autant plus disposée à s'y épaissir, à s'y coaguler, que la production de la chaleur vitale, comme

toutes les autres fonctions, est considérablement affaiblie.

63. Le sommeil humecte le corps , et la veille le dessèche , a dit Hippocrate. Il faut, en effet, que l'un et l'autre aient de justes limites pour le maintien de la santé.

Proportionné aux besoins du corps , le sommeil répare les forces, donne de l'agilité et de la souplesse ; mais porté à l'excès, il rend lourd et pesant , produit un relachement général, émousse la sensibilité organique , ralentit le cours des fluides qui stagnent dans les tissus et causent une turgescence humorale , une obésité maladive.

Les veilles prolongées ne sont pas moins nuisibles. La tension et les efforts trop long-temps soutenus qu'elles nécessitent de la part des organes les fatiguent, déterminent du spasme , jettent le désordre dans l'organisme , troublent et altèrent les sécrétions; enfin elles ruinent les meilleures constitutions. Il est dans l'ordre de la nature de se livrer au sommeil pendant la nuit ; ceux qui dorment le jour et veillent la nuit, deviennent, pour ainsi dire, étiolés comme les

plantes qui vivent privées de l'influence vivifiante de la lumière. Leur teint pâle et blême,
pour me servir des termes vulgaires , annonce la débilité générale , l'appauvrisse-
ment du sang et la dépravation des fluides.

64. Le choix des vêtemens n'est pas indifférent. Ils doivent varier suivant la température de l'atmosphère. Ceux de soie et
de laine étant de mauvais conducteurs du
calorique, sont utiles en hiver; on doit les
remplacer en été par des étoffes légères de
coton, de chanvre ou de lin. Ceux qui ne
protégent pas suffisamment le corps contre
le froid, donnent lieu à la crispation des
pores cutanés et à la rétention de la transpiration, tandis que ceux qui entretiennent
trop de chaleur , rendent cette fonction excessive et affaiblissent.

Rien n'est plus convenable à la santé que
la liberté et l'aisance dans les mouvemens. On
devra donc éviter les vêtemens trop étroits;
ils gênent la circulation et empêchent le
développement des forces, surtout dans le
jeune âge : on ne saurait trop blâmer l'usage
presque général des corsets trop serrés car ils

nuisent à la respiration et à la digestion. Ils
ne rendent que trop souvent la poitrine et
l'estomac débiles, et très-accessibles à l'influence funeste des principes morbifiques.

65. La propreté du corps, ainsi que
celle des vêtemens, sont tout-à-fait indispen-
sables. Les sécrétions de l'organe cutané, en
séjournant et se desséchant à sa surface, y
causent de l'irritation, et produisent d'abord
un prurit incommode, auquel succèdent
bientôt des petits boutons qui se remplissent
d'une humeur âcre. Si le sang est pur, la
résorption de cette humeur ne tarde pas à
le vicier et à produire une infection générale.

DES CAUSES MORALES.

66. Rien n'est plus convenable au corps
que des passions douces et agréables. Le
calme de l'âme, la gaîté, les distractions,
produisent une irradiation régulière du centre à la circonférence, et une liberté parfaite
dans toutes les fonctions.

67. Les passions violentes causent dans
la machine, des mouvemens tumultueux qui

troublent l'action organique, dérangent le cours des humeurs, interrompent ou vicient les sécrétions, s'opposent à l'émission des matières excrémentitielles et altèrent ainsi toutes les humeurs.

68. Comme nous ne sommes pas toujours maîtres d'éviter certaines impressions morales, telles que la surprise, la frayeur, l'ennui, les chagrins, la colère, je n'exposerai pas les effets particuliers qu'elles déterminent. On doit cependant faire tous ses efforts pour s'y soustraire, parce qu'elles exercent le plus souvent une influence pernicieuse sur les principales fonctions.

69. Les travaux d'esprit, de même que les passions, sont utiles quand ils sont modérés; ils entretiennent la libre circulation des fluides; mais quand ils sont portés à l'excès, outre qu'ils s'accompagnent des inconvéniens attachés à la vie sédentaire à laquelle ils astreignent, ils sont encore dangereux par eux-mêmes. Ils rompent l'équilibre par l'inégalité d'action qui s'établit entre les diverses fonctions. Les forces vitales se concentrent vers le cerveau, tandis que

les autres organes tombent dans l'inertie; l'absorption devient nulle ou presque nulle, les humeurs s'épaississent ou contractent de l'acrimonie; les vaisseaux n'ayant qu'une faible réaction, s'engorgent avec facilité. Les organes chargés de séparer du sang les matières qui ne doivent plus en faire partie, éprouvent un relâchement tel qu'ils ne peuvent les expulser au dehors, de sorte qu'elles restent mêlées à ce fluide et en altèrent la pureté. L'estomac se débilite, les alimens ne subissent qu'une coction imparfaite; les voies digestives se remplissent de bile, de glaires, de pituite; il survient de la constipation, des hémorroïdes et autres accidens.

De l'Amour.

70. L'amour et les jouissances auxquelles il conduit, quand ils sont maintenus dans de justes bornes, developpent la sensibilité organique, activent la circulation, augmentent l'imagination et favorisent l'exercice de toutes les fonctions; lorsqu'au contraire ils sont portés à l'excès, ils énervent avec rapidité, non-seulement à cause de l'é-

mission trop souvent renouvelée d'une li-
queur qui paraît formée des élémens du sang
les plus parfaits, mais encore parce que l'é-
branlement qui l'accompagne débilite singulièrement le système nerveux.

De la Masturbation.

71. Quelque grands que soient les dangers auxquels expose l'abus des plaisirs, ils
sont loin d'être comparables à ceux produits
par la pernicieuse habitude de la masturba-
tion. Les malheureux qui ont ce penchant
funeste, sont d'autant plus à plaindre que
les jouissances, loin de les satisfaire, ne font
que redoubler leurs désirs ; de sorte que
n'ayant pas besoin d'un sexe différent du
leur pour obtenir les sensations voluptueuses
qu'ils recherchent, ils ne tardent pas à être
entraînés, d'une manière irrésistible, à la
répétition presque continuelle des actes qui
les leur procurent : les occupations les plus
sérieuses sont impuissantes pour les en dé-
tourner ; leur imagination est sans cesse as-
siégée par des pensées lascives ; le sommeil
même qui devrait leur faire goûter quelques

instans de repos et réparer leurs forces, ne semble au contraire que donner plus d'empire à leur ardeur effrénée ; les rêves les plus voluptueux leur représentent sous mille formes, les idées qui les occupent dans l'état de veille, et provoquent ces pertes, ces pollutions nocturnes qui précipitent ces infortunés vers leur ruine.

Le sang dépouillé de ses principes réparateurs, ne produit que des fluides dépravés et sans consistance dont l'altération se remarque dans la semence elle-même. Tous les organes abreuvés d'une sérosité aqueuse incapable d'entretenir leur force et leur vitalité, perdent leur ressort. La contractilité des canaux qui charient ces liquides s'affaiblit, et leurs mouvemens se ralentissent. Quelquefois cependant la circulation s'accélère par les spasmes du système nerveux devenu d'une débilité et d'une susceptibilité excessives, et il survient une fièvre hectique, accompagnée d'un feu dévorant qui mine lentement ces malheureuses victimes. Les fonctions les plus importantes sont troublées ou perverties ; l'intelligence s'affaiblit, la mémoire se perd , les individus deviennent tristes , rêveurs , taciturnes et recherchent la solitude; l'appétit est déréglé ou dépravé; les digestions sont laborieuses ou ne produisent qu'un chyle imparfait qui fournit au sang des matériaux hétérogènes tout-à-fait impropres à la nutrition. La respiration est tantôt difficile , tantôt précipitée , tantôt gênée par diverses humeurs qui s'amassent dans les bronches , surtout pendant la nuit, et qui sont rendues le matin par l'expectoration.

Ajoutons à ce tableau , les tristes effets de la dissolution des fluides et de leur altération par les principes scorbutique , scrofuleux , rachitique et autres qui s'y sont formés; tels que la décoloration , la sécheresse , la rugosité et la desquammation de la peau, la chûte des cheveux , la tuméfaction et l'ulcération des gencives , l'ébranlement des dents , la fétidité de l'haleine, les tremblemens , la paralysie, les hémorragies passives , la diarrhée , l'engorgement des glandes, le gonflement des articulations , la carie , le ramolissement, la courbure des os , le ma-

rasme, et par dessus tout, le désespoir auquel
ces infortunés sont en proie.

Cependant le mal ne paraît pas toujours
avec ce cortège de symptômes ; il affecte
souvent une préférence pour certains organes,
suivant la constitution , les dispositions individuelles et autres circonstances. D'ailleurs,
quelque grave qu'il soit, les malades ne doivent jamais perdre courage. La nature, lors
même qu'elle paraît épuisée , a encore des
ressources qu'on ne sait pas toujours suffisamment apprécier. En travaillant avec persévérance à seconder doucement ses efforts
salutaires , on réussit à ranimer les fonctions
vitales et à retablir l'équilibre.

J'ai eu quelquefois la douce satisfaction
de voir des personnes qui m'avaient fait l'hon-
neur de me demander des conseils , parvenir
à l'aide du Sirop gastrique et d'un régime ap
proprié, à recouvrer un état de santé parfait. J'ai même entretenu des liaisons d'a-
mitié avec plusieurs, qui naguère fuyaient la
société dont ils se croyaient indignes, et qui
aujourd'hui en font l'ornement et les dé-
lices.

CHAPITRE II.

Considérations générales sur les principes morbifiques et la dépravation des humeurs.

D'après ce qui précède, on voit que des
causes très - multipliées peuvent vicier le
sang et lui communiquer des propriétés délétères. Delà viennent les différens *principes,*
les vices, les virus dont il est si souvent in-
fecté.

72. Par le nom de principe, on désigne
tous les élémens capables de produire quelques désordres dans l'économie

73. Sous celui de vice, on comprend
ceux qui ont une action spécifique ou identique.

74. La dénomination de virus est réser-
vée aux élémens morbifiques contagieux.

75. Lorsque des principes ne se mani-
festent pas avec des caractères bien déter-
minés, soit parce qu'ils n'ont pas encore

acquis le dégré de développement qui leur est nécessaire, soit parce que l'organisme ne jouit pas d'une sensibilité ou d'une force de réaction convenable ; cet état constitue la dépravation ou l'altération des humeurs.

76. Il y a des principes qui peuvent être considérés comme primitifs en quelque sorte, vu qu'ils ne sont ordinairement engendrés que par eux-mêmes, au moyen de la contagion ou de l'hérédité. La gale et la syphilis sont de ce genre.

77. Les principes peuvent rester disséminés dans les fluides pendant un temps plus ou moins long, sans troubler les fonctions d'une manière remarquable; mais en se concentrant sur une partie du corps, ils donnent lieu à divers accidens. C'est ainsi que les rayons du soleil, dont l'action est peu sensible quand ils sont épars, deviennent capables de fondre ou d'enflammer les corps les plus réfractaires, quand on les rassemble au moyen de verres ou de miroirs concentriques ; et que l'électricité, si généralement répandue dans tous les corps de la nature, produit par son accumulation naturelle ou

artificielle, les phénomènes si connus des éclairs et de la foudre.

78. Si des principes demeurés quelque temps disséminés dans l'économie, ou occultes, viennent à se porter sur un organe, ils n'y déterminent pas toujours tout-à-coup des symptômes effrayans; quelquefois leur effet est lent et presqu'insensible dans le début, surtout si l'organe est intérieur. Les scrofules, le cancer engorgent d'abord le tissu où ils ont établi leur siége. Ils ne causent ni chaleur, ni rougeur, ni douleur manifestes, souvent même la sensibilité n'est pas augmentée, et la santé ne paraît pas troublée. Il ne faut pas s'en laisser imposer par ce début insidieux; car après un temps plus ou moins long, la scène change de face; des douleurs sourdes se font sentir par intervalle; bientôt elles deviennent lancinantes, aiguës et presque continuelles. Les tumeurs se ramollissent; si elles sont voisines de la peau, celle-ci rougit, s'ouvre et laisse échapper une sanie purulente et fétide, indice d'une désorganisation déjà avancée. Les douleurs deviennent intolérables, le sommeil se

perd, les forces s'épuisent, la fièvre hectique
se déclare et présage une catastrophe prochaine.

79. Tous les élémens de maladies peuvent subir des modifications très-variées, soit
par leur séjour prolongé dans l'économie,
soit par des traitemens incomplets ou mal
dirigés, soit enfin par quelqu'autre cause.
Ainsi la gale, la syphilis, les humeurs froides
sont susceptibles de dégénérer en vice scorbutique; dartreux, et ceux-ci en vice rhumatismal, etc., etc.

80. Quelquefois les principes n'occasionent des symptômes maladifs qu'à certaines
époques fixes ou irrégulières. Cela se remarque surtout dans le rhumatisme, la goutte,
les érysipèles périodiques et quelques affections dartreuses. Tant que l'humeur peccante
n'est pas détruite, elle reproduit les mêmes
phénomènes par intervalles, jusqu'à ce que,
prenant de nouvelles forces par les progrès
de l'âge, ou par l'action des causes déterminantes, elle donne lieu à des accidens graves et permanens.

81. Les vices morbifiques ne présentent

pas tous la même opiniâtreté, et n'exigent pas le même temps pour leur destruction. Ceux qui sont héréditaires ou constitutionnels, demandent un traitement bien plus long que ceux qui sont accidentels ou acquis. C'est sans doute ce qui rend si difficile la guérison du rhumatisme et de la goutte héréditaires, qui restent souvent occultes jusqu'à un âge avancé.

CHAPITRE III.

Des désordres que les principes morbifiques peuvent produire sur les divers organes , et particulièrement sur les voies digestives où ils occasionent fréquemment la gastrite.

82. Les vices morbifiques ont, pour la plupart, des organes de prédilection où chacun d'eux se développe d'une manière à peu près uniforme. C'est ce qui permet de les étudier et de les reconnaître par des symptômes qui leur sont propres. Ainsi la gale,

les dartres, ont leur siége ordinaire à la peau ; le scorbut, à la bouche, etc.

83. Certaines circonstances, un traitement peu méthodique, l'usage des répercussifs, changent souvent ces dispositions naturelles. Il en résulte que l'humeur morbifique exerce son influence sur diverses parties du corps, et les plus faibles sont presque toujours celles qu'elle envahit. Delà les accidens sans nombre et infiniment variés qui peuvent en être la conséquence.

Une description complète des phénomènes auxquels peut donner lieu l'action de chaque vice morbifique, suivant qu'elle s'exerce sur telle ou telle partie, m'entraînerait dans des détails beaucoup trop longs pour mon objet. Je me bornerai donc à indiquer sommairement les principaux. Ils varient suivant les causes déterminantes, le genre de vie, la force et la constitution individuelles, l'origine et la malignité de l'agent délétère, et surtout, suivant les organes sur lesquels il porte son influence.

Au cerveau : il produit des douleurs et de la pesanteur de tête, des étourdissemens, le délire, l'affaiblissement des facultés intellectuelles, l'idiotisme, la manie, la compression cérébrale, l'apoplexie.

Aux oreilles : des douleurs aiguës, des bourdonnemens, des tintemens, la dureté de l'ouïe, la surdité.

Aux yeux : l'irritation, la rougeur de ces organes dont les mouvemens sont douloureux, et qui ne peuvent supporter la lumière; des écoulemens sanieux qui agglutinent les cils et les paupières, l'affaiblissement et la perte de la vue.

Sur la membrane pituitaire : les symptômes du corysa, des éternuemens fréquens, l'épaississement et l'insensibilité de la membrane nazale.

A la bouche : tantôt une sécheresse insupportable, tantôt une salivation abondante; un goût de matières corrompues; l'haleine fétide; la langue blanche, jaune ou noire; des aphthes; des ulcérations; la carie, l'ébranlement des dents.

A la poitrine : des points de côté, de l'étouffement, des toux opiniâtres, l'expectoration d'humeurs grisâtres, jaunes ou verdâtres.

Au cœur : la dilatation de ses ventricules, des palpitations, la syncope.

A l'estomac : l'anorrexie ou perte de l'appétit, des goûts dépravés, et surtout les symptômes de la gastrite, au sujet de laquelle j'entrerai dans quelques détails, vu sa fréquence et son importance (85).

Dans l'abdomen : le gonflement du foie, de la rate; des vents; des coliques; la diarrhée; l'hydropisie.

Aux reins, à la vessie : la gravelle, la pierre, le catarrhe vésical; des urines rouges, épaisses, purulentes, sédimenteuses.

L'humeur, en se portant à la matrice, peut en causer l'engorgement, produire la stérilité ou l'avortement, des cuissons aux parties sexuelles, des fleurs blanches, etc.

Elle opère aussi le ramollissement, la courbure et la carie des os, et donne lieu à l'irritabilité, à l'affaiblissement des nerfs et à la paralysie.

Enfin, on a vu par son action la peau devenir dure, écailleuse, insensible; les poils et même les ongles tomber; le corps se boursouffler et s'infiltrer de sérosité, ou tomber dans le marasme le plus complet, à cause de l'obstacle qu'elle apportait à la nutrition.

84. Il ne serait pas indifférent d'avoir des moyens sûrs, à l'aide desquels il fût possible de déterminer d'une manière précise à quels principes appartiennent les accidens maladifs; mais ces moyens manquent quelquefois. Cependant le médecin peut, dans le plus grand nombre des cas, en remontant aux causes et en s'aidant de toutes les circonstances commémoratives, parvenir à connaître, non-seulement la nature du vice morbifique, mais encore son origine, les modifications ou transformations qu'il a subies, sa malignité, ses complications et la résistance qu'il opposera au traitement. Pour cela, il importe qu'il soit informé autant que possible de l'état de santé et de la constitution du père, de la mère et de la nourrice; des principales maladies de l'enfance et des remèdes par lesquels on les a combattues; des affections contagieuses ou non qui ont été contractées, et si on a employé contre elles des topiques astringens, répercussifs,

ou des moyens trop peu actifs pour en détruire complètement la cause; enfin du genre
de vie et de la manière dont s'exécutent les
principales fonctions.

De la Gastrite chronique.

85. Comme le Sirop gastrique agit d'une
manière spéciale et immédiate sur l'estomac,
et qu'il est en quelque sorte le spécifique
de l'inflammation chronique de cet organe
(*gastrite chronique*), ce qui lui a mérité son
nom, il ne me paraît pas indifférent de tracer
ici le tableau de cette affection.

86. *Symptômes de la gastrite chronique.* Ils sont susceptibles de modifications,
de nuances et de combinaisons variées, suivant l'âge, le sexe, le tempérament, les sai-
sons, le climat; de sorte que cette affection
se montre sous des formes très-multipliées.

Il n'est pas rare de voir les accidens
changer de nature, augmenter ou diminuer
sur le même sujet, et en très-peu de temps;
cela tient au genre de vie et sans doute
aussi à ce que les principes morbifiques,

lorsqu'ils exercent leurs ravages sur les viscères, peuvent se déplacer rapidement, comme quand ils agissent à l'extérieur ; mais re-
venons aux symptômes de cette maladie.

Quelquefois il y a perte de l'appétit, refus
ou rejet des alimens ; d'autres fois la faim
se fait sentir avec plus ou moins d'énergie,
la digestion est lente ou précipitée et s'accompagne souvent d'éructations, de renvois
fétides, brûlans ; d'aigreurs, de nausées, de
pesanteur, d'ardeur et de douleurs à l'estomac, lesquelles se communiquent aux
lombes, aux reins, et surtout à la poitrine où
elles gênent la respiration ; il monte des feux
au visage, la langue est blanche, la bouche
sèche, pâteuse ou amère ; les malades éprouvent de la pesanteur à la tête, des lassitudes,
une anxiété, un malaise général, des inquié-
tudes, des sensations désagréables, un embarras dans tout le bas-ventre, causé par le
passage des alimens mal élaborés dans les
intestins, et par l'obstruction qui se forme
dans les vaisseaux et dans les glandes du
mésentère. Il y a constipation ou diarrhée,
suivant que l'absorption intestinale est plus
ou moins active et que la sécrétion du mucus

est diminuée ou augmentée. On remarque
encore des flatuosités, la distension ou le
resserrement du ventre, des pincemens, des
tortillemens, un sentiment de brûlure et des
battemens très-sensibles au-dessous du ster-
num. Toutes les fonctions se ressentent de
l'état de souffrance de l'estomac, le sommeil
est peu tranquille et troublé par des rèves
ou par des palpitations et des suffocations fréquentes ; le corps maigrit, la peau est sèche
et ridée, chaude ou froide ; il survient une petite fièvre, d'abord de temps à autre, puis
elle finit par être permanente et mine les
forces ; le moral s'affaiblit, la mémoire se
perd, il vient des vertiges, des étourdissemens, des tintemens d'oreilles, des tremblemens dans les membres et d'autres phénomènes qui annoncent une fin prochaine.

Traitement de la Gastrite chronique.

87. L'inflammation chronique de l'estomac
est très-souvent la conséquence d'un principe délétère qui exerce sur ce viscère une
action permanente. On doit se hâter de com-

battre cette affection , parce que l'obstacle qu'elle apporte aux bonnes digestions est une nouvelle cause de l'altération du sang : les accidens se compliquent, deviennent de plus en plus graves , et la désorganisation s'empare des principaux viscères.

Le traitement antiphlogistique, qui est utile dans la gastrite aiguë, devient alors dangereux. Les saignées, les boissons acidules et mucilagineuses, l'abstinence complète, ne peuvent qu'augmenter la débilité de l'estomac déjà affaibli par l'action de l'humeur peccante dont son tissu et ses vaisseaux sont pénétrés, et paralyser la force de réaction dont il a besoin pour s'en débarrasser. De tels moyens ne sont ordinairement prescrits que par des médecins superficiels qui ne voient pas que l'inflammation n'est qu'un accident secondaire, et le résultat d'une cause morbifique qu'ils négligent. Il y a donc deux choses essentielles à faire pour rétablir l'équilibre, d'abord fortifier l'estomac, en second lieu purifier le sang de tous les principes hétérogènes qui l'altèrent ; double propriété que le Sirop gastrique possède au degré le plus éminent. Aussi convient-il alors essentiellement ; je puis même assurer qu'il est le moyen le plus efficace pour procurer une guérison parfaite et durable.

Lorsqu'il existe une fièvre violente et une forte chaleur, on doit attendre qu'elles aient cessé pour se mettre à l'usage du Sirop gastrique, et on le commencera avec certaines précautions pour en assurer et en accélérer le succès. Ainsi, dans les premiers temps et lorsque l'estomac jouira d'une grande irritabilité, les doses devront être modérées et prises dans quelques boissons adoucissantes, comme l'eau de gomme, de gruau, de poulet. A mesure que l'organe se fortifiera et sera moins sensible, on en viendra à des tisanes plus appropriées, et on élevera par degrés la quantité du Sirop, jusqu'à ce qu'elle puisse être suffisante pour combattre énergiquement la cause morbifique.

CHAPITRE IV.

Des affections spéciales résultant des principes
morbifiques.

Des Scrofules, Ecrouelles ou Humeurs froides.

La plupart des pathologistes considèrent
les scrofules comme le résultat du vice syphilitique dégénéré et transmis par l'hérédité
ou par l'allaitement. Elles peuvent aussi tirer
leur source première de l'altération de la
lymphe. La lenteur de leur marche, le peu
de douleur et de chaleur qu'elles causent,
surtout dans le début, leur a fait donner le
nom vulgaire d'humeurs froides.

89. *Symptômes:* gonflement des glandes
du cou, des aisselles et des autres parties
du corps; induration, puis ramollissement
de ces glandes qui alors deviennent doulou-
reuses et tendent à la suppuration. Lorsque
les scrofules sont extérieures, la peau prend
une teinte cuivreuse, rouge ou violacée; il

s'y forme un ou plusieurs trous d'où s'écoule
une humeur sanieuse ou glutineuse. Souvent
aussi les articulations sont affectées, les liga-
mens s'engorgent, les os se carient et sortent
en esquilles avec la suppuration; delà résultent des ankiloses, le raccourcissement des
membres, etc.

Lorsque le vice scrofuleux s'étend aux
glandes de la poitrine, du bas-ventre, il y
détermine la phthisie scrofuleuse ou le car-
reau, qui moissonnent un si grand nombre
d'individus depuis la première dentition jusqu'à l'adolescence.

90. La diathèse scrofuleuse exerce la
plus grande influence sur le physique et sur
le moral. Les individus chez qui elle existe
ont ordinairement la peau fine, blanche et
transparente, les cheveux blonds, le nez et
la lèvre supérieure gonflés; souvent ils éton-
nent par leur intelligence.

Du Rachitisme.

91. Le vice rachitique se développe primitivement sur le système osseux. Il produit

le ramollissement et le raccourcissement des os longs, le gonflement de leurs extrémités appelé noueure, la déviation de la colonne vertébrale, la déformation de la poitrine et du bassin, le volume disproportionné de la tête, la langueur de la digestion et de la nutrition, l'amaigrissement et l'épuisement des forces.

92. Le rachitisme provient souvent des vices vénérien, scrofuleux ou scorbutique dégénérés; ce qui fait que quelques auteurs l'ont considéré comme un symptôme de ces diverses affections.

Des Dartres.

93. Le vice dartreux ou herpétique se développe ordinairement à la surface de la peau. Il y produit des boutons pustuleux ou vésiculeux qui se groupent, se confondent et sont fréquemment entourés d'un cercle inflammatoire. La douleur dont ils s'accompagnent est quelquefois presque nulle; d'autres fois c'est un prurit, une démangeaison, une tension, une chaleur âcre et brûlante.

L'aspect des dartres varie à l'infini, selon leur ancienneté, leur malignité; l'âge, le sexe, la manière de vivre et le tempérament des individus. Quelques auteurs ont fait une longue étude de toutes les formes qu'elles revêtent, et se sont appliqués à leur imposer des noms particuliers; mais ce travail n'est d'aucune utilité pratique, puisque le vice herpétique est toujours identique. On rattache toutes les espèces aux suivantes :

1° *Dartre farineuse, furfuracée* ou *écailleuse*, suivant que l'humeur se convertit en poussière farineuse, en squammules semblables à du son, en larges exfoliations.

2° *Dartre crustacée*, lorsque la matière se dessèche en croûtes qui recouvrent la peau ulcérée.

3° *Dartre phylcténoïde.* Ce sont des pustules ou vésicules remplies d'un liquide clair et transparent, qui disparaissent et se renouvellent avec rapidité.

4° *Dartre pustuleuse ;* elle se manifeste par des pustules isolées et distinctes, qui, après leur dessication, tombent et laissent à la peau des taches violettes ou livides.

5° *La dartre rongeante.* Celle-ci corrode en quelque sorte l'organe tégumentaire; elle envahit même le tissu sous-cutané, les nerfs, les muscles, les cartilages et les os.

Ces diverses espèces tiennent, je le répète, au même principe; aussi les voit-on souvent changer, et se succéder les unes aux autres sur le même sujet. La dartre farineuse devient souvent squammeuse et crustacée; celle-ci passe avec facilité à l'état de dartre rongeante, etc. En conséquence, on ne doit pas attacher trop d'importance à ces distinctions qui n'influent pas sur le traitement, mais qui peuvent seulement faire présager s'il sera plus ou moins long.

Des Dartres répercutées et des accidens occasionés par l'existence du vice dartreux à l'intérieur.

94. Leurs principaux phénomènes sont les suivans : engorgement des glandes, accablement, somnolence, digestions laborieuses, flatuosités, tuméfaction du foie et de la rate, fièvre lente, amaigrissement, toux, surtout

après le repas ; enflure des jambes, sueurs nocturnes. (83 , 85).

De l'Érysipèle.

95. L'érysipèle est une inflammation causée par un principe délétère qui agit le plus ordinairement sur la peau et y détermine une tuméfaction superficielle, une rougeur diffuse et une douleur tensive d'abord, ensuite âcre et brûlante : au bout d'un certain temps, ces symptômes diminuent et se terminent par la desquammation de la peau qui tombe en écailles, en plaques ou en croûtes. Souvent l'érysipèle s'accompagne de la perte de l'appétit, de nausées, de fièvre et autres phénomènes qui résultent des efforts que fait la nature pour éliminer l'agent morbifique. Malgré cela il est fort rare que cet agent soit expulsé en totalité ; il en reste suffisamment dans les fluides pour que l'affection se renouvelle tôt ou tard.

L'érysipèle n'est pas toujours aussi bénin que nous venons de le décrire ; quelquefois l'humeur acquiert une telle malignité, qu'elle désorganise les parties où elle se porte; ainsi on l'a vu produire des escarres profondes à la peau, la gangrène au cerveau, l'inflammation et la perforation de l'estomac ou des intestins.

96. Le principe de l'érysipèle, en séjournant dans l'économie, passe presque constamment à l'état de vice dartreux.

Néanmoins il n'est pas rare que chez les femmes qui en sont atteintes et qui négligent de le détruire, il se change en vice cancéreux; c'est surtout vers l'âge critique que s'opère cette dégénérescence qui les expose aux cancers du sein, aux ulcères de la matrice, affections si redoutables.

De la Teigne.

97. Cette affection attaque souvent les enfans chez qui il existe une dépravation des fluides produite par l'hérédité, l'allaitement ou le mauvais régime; elle est susceptible de se communiquer par contagion quand il existe une prédisposition; elle se manifeste presque exclusivement à la tête et revêt diverses for-

mes suivant son intensité, l'abondance de l'humeur, la constitution individuelle et diverses complications ; c'est ce qui fait qu'on en a formé plusieurs espèces qui sont : *la laiteuse, la faveuse, la graulée, la furfuracée, la muqueuse, et l'amiantacée.*

Je ne m'arrêterai point à ces distinctions tout-à-fait inutiles pour le traitement, lequel consiste à détruire le principe en purifiant complètement le sang: aussi a-t-on généralement abandonné le traitement absurde et barbare par la calotte, et a-t-on reconnu que tous les moyens externes ne pouvaient faire disparaître le mal que pour un temps. En effet, les dartres, le scorbut, l'engorgement des viscères, etc., sont la conséquence de la teigne traitée par des palliatifs ou des répercussifs.

Du Scorbut.

98. Le scorbut naît, soit de l'hérédité, soit des causes éminemment débilitantes, telles que le mauvais air, la malpropreté, les alimens salés ou corrompus, les cha-

grins, etc. : la dégénérescence du principe
syphilitique ou de tout autre, l'usage du
mercure, le produisent aussi ; on l'observe
fréquemment chez les marins. A Paris, le
scorbut règne épidémiquement dans les
ruelles étroites qui se trouvent dans la Cité,
et à l'est près la rive droite de la Seine ; il
y est déterminé par la misère des habitans
qui souvent occupent en grand nombre des
logemens étroits où l'air ne peut être suffisamment renouvelé.

99. Le scorbut porte d'abord son action sur la bouche qui devient pâteuse ; les
gencives se gonflent et saignent à la moindre
pression, se couvrent d'aphtes et d'ulcérations sanieuses, les dents se déchaussent, se
carient, s'ébranlent et sortent de leurs al-
véoles, l'haleine est fétide ; plus tard les
accidens deviennent généraux ; l'appétit se
perd, les fonctions digestives sont languis-
santes, le teint est plombé et livide, les vaisseaux perdent leur élasticité et laissent échapper par les narines, la bouche, les bronches,
etc., un sang noir et décomposé, la peau se
couvre de taches rougeâtres ou violacées, le

moral s'affaiblit ; il vient des abcès, des ulcères, à diverses parties de corps ; les os se carient ; un dévoiement colliquatif se déclare
et les malades succombent dans le dernier
degré d'épuisement.

100. On a proposé contre cette affection,
le raifort, le cresson, le beccabunga et autres
anti-scorbutiques ; ces plantes convenablement administrées ont certainement eu des
succès ; quelquefois cependant elles ne font
qu'affaiblir le principe qui reparaît plus tard
sous une autre forme.

Les acides ont aussi eu leurs partisans ;
mais ce sont des moyens débilitans : ils sont
loin de remplir les indications qui se présentent dans cette affection où l'atonie générale est si prononcée. Le Sirop gastrique,
par ses puissantes qualités à la fois toniques
et dépuratives, triomphe constamment des
plus graves accidens en détruisant complé-
tement leur cause.

De la Syphilis.

101. Malgré la fréquence et l'importance de
cette affection, je n'entrerai dans aucun dé-

tail sur ses *symptômes primitifs*, parce qu'ils
sont faciles à reconnaître, en raison de leurs
causes, et en ce que toujours ils se déclarent
aux parties qui ont été exposées à la contagion. Je dois néanmoins signaler le danger
qu'il y a de combattre les écoulemens vénériens, les chancres, les bubons, par des dras-
tiques, des répercussifs, etc., que leurs auteurs
assurent être curatifs. L'expérience démontre
combien il est imprudent de se fier à un pa-
reil genre de traitement. C'est, comme on le
dit vulgairement, renfermer le loup dans la
bergerie. Il en résulte tôt ou tard l'explosion
des accidens que l'on nomme *symptômes
consécutifs;* alors ce n'est plus le vice syphilitique dans son état de simplicité, il a acquis, par son séjour dans l'économie, plus
de force et de malignité, et presque toujours
il a dégénéré en différens autres vices. Tantôt, c'est en vice dartreux, tantôt en vice
scorbutique qu'il s'est métamorphosé; il n'est
pas rare de le voir passer à l'état de rhumatisme, etc.

Des rétrécissemens du canal de l'urètre,
des rétentions d'urine; des catarrhes, des

páralysies de la vessie; des écoulemens muqueux ou purulens; le gonflement, l'induration des testicules; l'altération de la semence; et chez les femmes, des fleurs blanches, des engorgemens de matrice, des
squirrhes, des ulcères de cet organe : des
rhagades, des tumeurs, des excroissances,
des fistules à l'anus; des maux de gorge; des
chancres aux amygdales, au voile du palais,
aux lèvres, aux fosses nazales; des enchiffren-
nemens; l'engorgement, la suppuration des
glandes de l'aine, des aisselles, du cou; les
taches, les boutons, les ulcérations de la
peau; la chûte des cheveux; la carie des os,
tels sont les accidens consécutifs qui résultent du vice syphilitique dégénéré. On con-
çoit qu'ils sont beaucoup plus dangereux,
quand ils exercent leurs ravages sur des viscères nécessaires à la vie, comme les poumons, le cerveau, etc.

102. Le traitement par le mercure a été
longtemps en usage; les Vanswieten, les
Swediaur, les Cullerier et autres praticiens
distingués étaient parvenus à manier avec
une grande dextérité ce violent poison qui,

dans leurs mains , a eu des succès réels.
Cependant , comme il n'a souvent qu'une
action palliative, et que son administration
est quelquefois suivie d'accidens plus graves que ceux contre lesquels on l'emploie ,
la prudence engage à s'en abstenir entièrement. Le Sirop gastrique expulse totale-
ment des fluides le virus syphilitique,
soit simple , soit dégénéré , et remédie à
tous les désordres qui pourraient en être le
résultat. L'expérience a prouvé que l'addition de la salseparcille , le rendait plus
prompt dans ses effets, aussi, ai-je le soin
d'en faire ajouter dans le sirop destiné spécia-
lement pour cette affection.

De la Gale.

103. Des petits boutons paraissent d'a-
bord en plus ou moins grand nombre entre
les doigts des mains, aux poignets, et aux
jointures des membres supérieurs et inférieurs; quelquefois ils envahissent tout le
corps. Ces boutons sont pointus à leur som-
met, et remplis d'une sérosité âcre et trans-

parente. Ils causent une vive démangeaison, surtout lorsque le corps est échauffé par la chaleur du lit. On a découvert dans les boutons de la gale un insecte, *acarus scabiei*, qui ne se voit qu'à l'aide du microscope.

104. Lorsqu'on néglige de traiter la gale, ou qu'on la combat au moyen des mercuriaux, du soufre, des pommades ou autres répercussifs, la matière psorique est absorbée et portée à l'intérieur. Il en résulte tôt ou tard des *accidens consécutifs*. Tantôt, ce sont des démangeaisons à la peau, des éruptions cutanées qui viennent à diverses époques de l'année; tantôt, des engorgemens glanduleux, des dépôts de gale, ou bien l'humeur se porte au cerveau, à la poitrine, etc. Enfin l'humeur de la gale ou *vice sporique*, est très-sujette à dégénérer en vice dartreux.

Des Glaires.

105. Les glaires tiennent ordinairement à la débilité de l'estomac, et à l'altération consécutive du mode de sécrétion des cryptes ou follicules qui tapissent sa face interne. Ces

cryptes, au lieu de mucus, fournissent une matière visqueuse, gluante, et tout-à-fait impropre à la fonction digestive.

106. Les symptômes des glaires sont : la perte de l'appétit, le dégoût, *l'affadissement de cœur,* pour me servir de l'expression vulgaire ; la bouche pâteuse, la tête pesante, un sentiment de plénitude, l'oppression ; enfin les glaires sont rendues par le vomissement ou par les selles, on se sent soulagé, et la santé paraît se rétablir : mais ce n'est que pour un temps, l'humeur glaireuse continue de se former, et reproduit bientôt les mêmes phénomènes.

107. Les vomitifs et les purgatifs auxquels on a souvent recours contre ce genre d'affection, évacuent bien la matière morbide ; mais comme ils ne changent point la sécrétion vicieuse qui y donne lieu, et qu'au contraire ils débilitent constamment les voies digestives, sa formation n'en continue pas moins et n'en est que plus rapide. De là, le besoin de recourir aux évacuans, à des intervalles de plus en plus rapprochés. Il en résulte, non seulement l'augmentation de la diathèse glai-

reuse, mais encore l'irritation de l'estomac ; la perversion ou la destruction des facultés digestives, maux beaucoup plus graves que ceux qu'on se proposait de combattre.

108. Les glaires méritent beaucoup d'attention parce qu'elles entravent la digestion, causent des flatuosités, servent à la production des vers, entretiennent des diarrhées opiniâtres, et qu'elles peuvent causer la dépravation du sang, si, comme il n'est pas rare, elles y sont portées par les vaisseaux chylifères.

109. Le seul moyen de détruire sans retour les affections glaireuses, est de fortifier l'estomac, et de rétablir la sensibilité et la fonction secrétoire de ses follicules dans leur état normal, effets que l'on obtient de l'emploi du Sirop gastrique.

110. Les *Saburres* proviennent des mauvaises digestions et de la faiblesse de l'estomac. Pour ce qui concerne leur traitement, je ne pourrais que répéter ce que j'ai dit au sujet des glaires.

111. La bile ne se porte à l'estomac que par l'effet de l'ambition, de la colère, ou

autres passions, à moins qu'il n'y ait quelques affections pathologiques du foie ou de ses annexes. Les purgatifs ne sont encore dans ce cas que de faibles secours, et ce n'est qu'en détruisant la cause, que l'on peut obtenir une cure radicale.

Des Hémorroïdes.

112. Parmi les causes du vice hémorroïdal, les plus fréquentes sont : l'échauffement et la décomposition du sang, la constipation habituelle, et consécutivement à cette dernière, la résorption d'une partie des matières excrémentitielles, la compression, le relâchement et l'engorgement des vaisseaux hémorroïdaux.

113. Les hémorroïdes sont précédées ou accompagnées de chaleur et de pesanteur dans les entrailles, dans le dos et dans les lombes ; de coliques; de flatuosités ; de faiblesse et d'engourdissement dans les membres inférieurs ; de douleurs gravatives à la tête. Il se forme dans le rectum ou au pourtour de l'anus des tumeurs qui causent de

vives épreintes; les excrémens **sont rendus** avec difficulté, et quelquefois **enduits** de matières glutineuses. Il y a souvent écoulement de sang ou de mucosités puriformes.

Lorsque la nature s'est débarrassée d'une partie de l'humeur peccante, le calme se rétablit pour quelque temps.

Le flux hémorroïdal excessif produit un dépérissement lent et la consomption; mais les accidens qui rendent le plus souvent les hémorroïdes funestes, sont les ulcérations, les fistules, la gangrène, le cancer et le déplacement du rectum.

Du Cancer.

114. Le cancer résulte ordinairement de la dégénérescence des vices scrofuleux, herpétique, psorique, etc. Il peut exister dans toutes les parties du corps; mais les glandes y sont plus particulièrement exposées.

D'abord, la partie affectée s'engorge et devient dure, volumineuse et pesante; plus tard, elle est le siége de douleurs lancinantes, et la désorganisation s'en empare; la tumeur se ramollit, s'ouvre, et laisse suinter l'humeur cancéreuse, qui est fétide, âcre et corrosive.

115. Tant que le cancer ne cause pas de douleur, ou que celle-ci n'est pas forte ni permanente, le Sirop gastrique en procure la guérison; mais quand la partie est désorganisée, on n'est pas certain de réussir. Il est prudent de recourir à l'opération pour enlever le mal local, et ensuite de faire usage du Sirop pour détruire le vice délétère qui existe dans la masse des humeurs, et prévenir le retour de la maladie, ou d'autres accidens.

Des Polypes.

116. Les polypes dépendent d'une humeur glutineuse et concrescible qui engorge le tissu des membranes muqueuses, et produit, par son exubérance, des végétations solitaires ou multiples : les cavités nasales, l'arrière-bouche, l'intérieur de l'anus et des organes génitaux, surtout chez la femme, sont les parties où ils se développent le plus

souvent. Les polypes croissent, tantôt avec lenteur, tantôt avec rapidité. Quand ils causent la mort, c'est presque toujours parce qu'ils acquièrent un volume considérable, et qu'ils s'opposent à des fonctions importantes à la vie. C'est ainsi qu'ils remplissent par fois la totalité des fosses nasales, se prolongent à l'arrière-bouche, obstruent le passage de l'air dans la poitrine et produisent la suffocation; ou bien, se développant dans l'œsophage, ils empêchent à l'introduction des substances alimentaires et font périr d'inanition. On a vu des polypes de la matrice dépasser en grosseur la tête d'un enfant.

Quand les tumeurs polypeuses se compliquent de la diathèse cancéreuse; elles affectent les caractères, la marche et la terminaison du cancer.

117. Le Sirop gastrique a la propriété de détruire la cause des polypes, de même que celle du cancer. Il en préserve, lorsque le germe en a été transmis par des parens atteints de ces funestes maladies, et il empêche qu'elles ne se reproduisent, si déjà elles s'étaient manifestées; mais ce spécifi-

que ne réussit toutefois qu'après qu'elles ont
été enlevées l'une et l'autre par une opération chirurgicale; car lorsque les tumeurs
polypeuses ou cancéreuses sont parvenues
à un certain degré, l'obstruction de leurs
vaisseaux et la densité de leur tissu sont tels
que les élémens du Sirop toni-dépuratif ne
paraissent pas y pouvoir pénétrer.

De la Goutte et du rhumatisme.

118. Je parle en même temps de ces
deux affections, parce qu'il y a entr'elles
beaucoup d'analogie; 1.° elles se développent
sous l'influence des mêmes causes; 2° elles
ont leur siége de prédilection aux articulations; 3° elles ne se déclarent la plupart du
temps qu'à un âge déjà avancé; 4° elles
viennent par accès, et ces accès se montrent
d'abord, avec des symptômes violens, mais de
courte durée; à mesure qu'ils se renouvellent
ils débilitent les parties sur lesquelles ils
exercent leur action : c'est ce qui fait qu'ils
se prolongent beaucoup plus long-temps et
sont séparés par de moindres intervalles;

5° leur invasion est quelquefois brusque et instantanée, ce qui tient à ce qu'elles abandonnent aisément les fluides et qu'elles y rentrent de même; 6° elles passent souvent d'une articulation à une autre; souvent aussi elles se portent sur des viscères importans, comme le cerveau, l'estomac, surtout quand on leur oppose des moyens externes, calmans, répercussifs, etc. Tout le monde sait que cet état désigné sous le nom de goutte et de rhumatisme rentrés, cause les plus graves désordres, quelquefois même la mort; 7° elles finissent presque toujours par attaquer les nerfs et causer une paralysie complète ou incomplète; 8° enfin elles ont une grande affinité et se compliquent fréquemment. Cette complication se désigne sous le nom de goutte rhumatismale ou de rhumatisme goutteux. Ce qui différencie la goutte du rhumatisme; c'est qu'elle est plus souvent héréditaire, qu'elle débute ordinairement au milieu de la nuit, qu'elle attaque les articulations des pieds ou des mains, où elle produit, dans les premières invasions, du gonflement et de la rougeur. Après une certaine durée, elle détermine des nodus, des concrétions tophacées, qui causent de la difformité et gênent les mouvemens. Le rhumatisme, au contraire, envahit les grandes articulations, se prolonge sur les membres en suivant les parties fibreuses et musculaires, et ne produit point de changement à la peau ; à moins qu'il ne se complique de phlegmon, d'érysipèle, etc.

CHAPITRE V.

De l'action du Sirop gastrique ou toni-dépuratif.

119. Le Sirop gastrique a un goût agréable. Il n'est composé que de sucs tirés de végétaux reconnus par les plus célèbres médecins pour posséder à un dégré éminent des propriétés toniques et dépuratives.

Il agit en premier lieu et d'une manière immédiate sur l'estomac : par sa propriété tonique, il le fortifie, y active la sécrétion du mucus nécessaire à la chymification, régularise ses mouvemens; il y répand une chaleur douce., bien différente de cette chaleur incommode et maladive occasionée par l'acrimonie des humeurs, par les saburres, les glaires ou autres matières irritantes; l'une est vivifiante, l'autre est âcre et corrosive. Ce Sirop, en favorisant les digestions, améliore les qualités du chyle, qui, transmis au sang, porte dans ce fluide d'abord, puis dans toute la masse des humeurs, des élémens purs et réparateurs.

Ordinairement le Sirop gastrique augmente l'appétit, cependant ce n'est pas d'après ce signe seul qu'il faut juger de son efficacité. Quelquefois une faim excessive tient à l'âcreté de la bile, à son abord trop considérable dans l'estomac, à l'agacement de cet organe et à la précipitation de la digestion qui est irrégulière et imparfaite. Alors la modération de la faim est avantageuse; car on doit être pénétré de cette vérité physiologique, que ce n'est pas ce qu'on mange qui nourrit, mais ce qu'on digère.

Il est d'observation que ce puissant tonique rétablit les digestions dans l'état naturel, et d'autant plus promptement, qu'on mène une vie plus régulière, qu'on a pris moins de médicamens, et qu'on a été moins affaibli par une diète sévère et un traitement débilitant.

120. Les élémens du Sirop gastrique, pompés par les conduits chylifères, parviennent au sang et parcourent avec lui tous les vaisseaux, auxquels ils communiquent l'élasticité convenable pour opérer une circulation régulière, et se débarrasser des matériaux non nutritifs qui doivent être expulsés au dehors par l'exhalation. En traversant les glandes, ces élémens sont élaborés par elles, modifient leur action ainsi que celle de leurs canaux, et les rappellent à leur type naturel.

121. Le Sirop gastrique, en raison de son action dépurative, divise les humeurs coagulées, isole les principes hétérogènes combinés aux fluides, et les expulse au dehors. C'est ainsi que se fait la résolution des engorgemens, et que sont éliminés les virus et les matières dépravées qui s'étaient accumulées sur certains organes, ou qui étaient répandues dans l'économie. Quelquefois

l'embonpoint diminue dans les premiers
temps de l'emploi de ce spécifique; mais cet
effet n'a jamais lieu que quand cet embonpoint est maladif, et que le tissu cellulaire
est boursoufflé par des humeurs visqueuses
ou altérées, comme cela se remarque chez
les sujets lymphatiques. Au surplus, cet
amaigrissement, s'il arrive, n'est que mo-
mentané; car le Sirop gastrique disposant les
organes digestifs à la formation d'un chyle
parfait, le sang ne reçoit que des élémens de
bonne nature, lesquels étant déposés, par
l'acte de la nutrition, dans toutes les parties
du corps, les reconstituent d'élémens d'une
telle pureté, que leurs fonctions ne peuvent
manquer de s'exécuter régulièrement.

122. Lorsqu'on commence l'usage de ce
spécifique, il donne quelquefois une impulsion rapide aux humeurs, et porte un peu
fortement son action sur certains organes,
de sorte que les symptômes déjà existans
augmentent d'intensité, ou même il s'en développe de nouveaux. Cela s'observe, surtout
dans la gastrite chronique; on voit aussi certaines dartres prendre plus d'étendue; ou

bien, si la matière morbifique exerce son influence à l'intérieur, elle peut être portée vers la surface tégumentaire, et y produire des rougeurs, des démangeaisons, des clous, etc.; comme ces mouvemens dépuratoires sont avantageux, et ne peuvent être de longue durée, il est bon de ne rien changer au mode de traitement, quand ils ne sont pas trop incommodes : dans le cas contraire, on diminue la dose du Sirop, ou plutôt on essaye de diriger ses effets sur des excrétions telles que les selles, les urines, etc., en lui associant des auxiliaires convenables.

Mais le plus souvent, le Sirop gastrique agit doucement sur toutes les fonctions excrétoires par lesquelles sont expulsés les principes délétères; les symptômes ne tardent pas à décroître, à moins que les humeurs ne continuent d'être éliminées par les voies qu'avait d'abord adoptées la nature; car alors, les accidens, surtout quand ils sont extérieurs, peuvent ne diminuer que quand l'épuration des fluides est déjà avancée.

123. Dans quelques circonstances, ce dépuratif parait jouir d'une action neutralisante

sur les principes délétères. S'il n'en était pas ainsi, comment expliquer certaines guérisons parfaites qui s'opèrent quelquefois sans qu'il y ait eu aucune évacuation d'humeurs, et sans que l'exhalation cutanée et aucune excrétion aient été sensiblement augmentées. Il est vrai de dire que dans des cas de ce genre, dont plusieurs me sont propres, et d'autres m'ont été communiqués par des confrères qui avaient prescrit le Sirop gastrique, le rétablissement de la santé s'est fait avec plus de lenteur.

124. Quoiqu'il en soit, les digestions se faisant bien, le chyle ne fournissant à la masse des humeurs que des élémens de bonne qualité, et les principes hétérogènes qui avaient causé les désordres et qui les entretenaient étant expulsés ou neutralisés, ces désordres cessent complètement, sans qu'on ait à craindre de les voir reparaître. Enfin, comme la tristesse et la mélancolie sont la conséquence nécessaire d'un état habituel de souffrances, ils ne tardent pas à faire place à cette gaîté et à cette égalité de caractère, qui accompagnent toujours le bien être général produit par le retour à la santé.

De la durée du traitement.

125. Elle varie suivant la nature, l'origine, l'ancienneté et les complications de la maladie ; et suivant l'âge, le tempérament et les habitudes, etc. ; cependant, on peut la déterminer approximativement.

125. Ainsi, elle est en général de deux à trois mois pour les accidens qui proviennent de la débilité de l'estomac, de même que pour la destruction des vices psorique et syphilitique récemment contractés. L'érysipèle chronique ou périodique, les hémorroïdes, le scorbut, se montrent un peu plus opiniâtres.

126. Le principe dartreux et le scrofuleux ne cèdent au Sirop gastrique, que quand il est continné pendant six à huit mois.

127. Les vices rhumatismal et goutteux sont ceux qui exigent le traitement le plus long. On ne peut même espérer une guérison complète que quand ils n'ont pas encore déterminé l'engorgement et l'induration du tissu fibreux. Dans ce cas, on obtient une amé-

lioration très-sensible , mais on reste assu-
jetti à quelqu'incommodité.

128. Quant aux affections des voies digestives et des autres viscères, le temps nécessaire à leur guérison dépend en grande partie de la nature du principe morbifique qui
a jetté le désordre dans leurs fonctions.

129. Dans tous les cas, la diminution des
symptômes annonce que l'on marche vers la
guérison , et leur disparition fait connaître
qu'on y est parvenu. Cependant, si elle était
trop prompte, il serait prudent de continuer encore quelque temps le Sirop gastrique, de crainte qu'il ne soit resté dans les
fluides, quelques parties de levains morbifiques capables de causer plus tard de nouveaux accidens.

CHAPITRE VI.

Instruction sur l'emploi du Sirop gastrique.

130. On doit toujours commencer par
des doses modérées. Une cuillerée à soupe ordinaire le matin et autant le soir , suffisent

ordinairement pendant les huit premiers jours; on augmente pendant huit autres jours d'une troisième cuillerée que l'on prend avec celle du matin ou du soir; enfin on porte la quantité à quatre cuillerées par jours, deux le matin, les deux autres le soir. Les personnes fortement constituées ou sur qui les remèdes agissent difficilement, peuvent en outre en prendre une ou deux cuillerées vers le milieu de la journée.

Si la quantité de quatre, cinq ou six cuillerées passe bien, et ne cause, ni pesanteur, ni gêne, ni chaleur à l'estomac, ni agitation générale, on devra la continuer; dans le cas contraire, on diminuera les doses journalières d'une et même de deux cuillerées, pour y revenir un peu plus tard, quand les organes auront perdu de leur susceptibilité, et acquis assez de forces pour les supporter sans inconvénient. Il est utile d'observer une juste proportion dans les doses du spécifique: trop fortes, elle fatiguent l'organisme; trop faibles, elles n'agissent que lentement et prolongent la durée du traitement.

131. C'est surtout lorsque l'humeur exerce

son influence sur les voies digestives et y occasione une gastrite ou une entérite, que l'on doit se mettre à l'usage du Sirop avec plus de précaution. Il est prudent de commencer par une demi-cuillerée, répétée d'abord deux, puis trois fois par jour, et de n'en venir à trois ou quatre cuillerées, que quand l'estomac aura perdu son irritabilité par l'affaiblissement du principe morbifique.

132. On doit se conduire à-peu-près de même à l'égard des personnes avancées en âge ou d'une grande sensibilité nerveuse, et de celles qui ont quelques organes ou quelques systèmes très-affaiblis et par conséquent irritables. Une action trop forte et trop brusque pourrait produire une secousse nuisible. Il faut, autant que possible, agir dans le sens de la nature, c'est-à-dire, par gradations insensibles, mais avec persévérance; c'est le moyen de parvenir sûrement et sans accident au but qu'on se propose, au rétablissement de l'équilibre général et de l'état parfait de santé.

133. Les enfans de douze à dix-huit ans ne doivent prendre que la moitié ou les deux

tiers de la dose, suivant leurs forces; ceux de six à douze, le quart ou le tiers; de deux à six ans; on commencera par une cuillerée à café, on ira à deux, et même à trois, puis à quatre pour les plus forts.

134. Le temps de la grossesse et de l'allaitement est favorable à l'emploi du Sirop gastrique, vu qu'il purifie les fluides, non-seulement de la mère et de la nourrice, mais encore de l'enfant; car, ainsi que je l'ai fait remarquer (3, 12), la génération et l'allaitement transmettent les bonnes et les mauvaises qualités des humeurs.

135. On peut prendre le Sirop pur et boire immédiatement après un peu d'eau; mais il est préférable de le délayer dans trois à quatre fois autant de ce liquide chaud ou froid, ou d'une tisane appropriée aux différens cas (144, 145 et suiv.)

136. Les époques les plus convenables pour prendre le spécifique, sont en général, le matin, avant de se lever ou en se levant, et le soir en se couchant; il n'y a cependant pas d'inconvénient de le prendre à toute autre époque de la journée, pourvu qu'il y

ait deux à trois heures qu'on ait pris des alimens. Quelques personnes, sutout celles nerveuses ou atteintes de gastrite, se trouvent
bien de le délayer dans du bouillon, du lait,
de l'eau de gomme ; ou de prendre un potage,
et même un léger repas, immédiatement
après.

Pour les enfans, il suffit qu'il y ait une
heure d'intervalle avant ou après leur repas.

*Du régime qu'il convient d'observer pen-
dant l'usage du Sirop gastrique.*

137. Quand les principes morbifiques,
par leur action sur l'estomac, donnent lieu
à la gastrite chronique ; on doit vivre avec
une grande sobriété. Néanmoins, comme
cette affection est susceptible d'offrir beaucoup de degrés, les préceptes à ce sujet sont
moins utiles que l'expérience que l'on acquiert soi-même, par les effets obtenus selon la quantité et l'espèce de nourriture.
Dans tous les autres cas, et lorsqu'on n'é-
prouve pas de fièvre, il n'y a pas d'incon-

vénient de satisfaire à peu près son appétit.

138. Les alimens auxquels on doit donner
la préférence sont les suivans : les bouillons
et potages gras ou maigres, le riz, le sagou,
le salep, la semoule, le vermicelle, les fécules
de pomme de terre et de maïs, les gruaux d'orge et d'avoine, le laitage, le chocolat, mais
sans vanille ; le café au lait, quand on y est
habitué ; les viandes fraîches bouillies et
rôties ; la volaille, l'alouette, la caille, la
génilotte, la perdrix, le faisan, la grive, le
lapereau, le levreau, la sarcelle, les œufs
frais à la coque et en omelette ; les poissons
frais et de facile digestion, comme le merlan,
l'alose, le hareng, le barbeau, la lotte, la
perche, la truite, la carpe, le turbeau, la sole,
la limande, l'éperlan, les huitres ; les racines
et les herbes cuites, la carotte, le navet, le
salsifis, la pomme de terre, la chicorée, la
laitue, les épinards, les asperges, le chou-
fleur, les haricots verts, les petits pois, etc. ;
les crêmes, la pâtisserie légère, les confi-
tures, les fruits doux et sucrés, cuits ou
crus, mais bien mûrs.

Pour boissson, aux repas, on fera usage

de vin mêlé de moitié ou deux tiers d'eau, de bière légère ou de petit cidre.

139. On devra s'interdire, autant que possible, les substances salées, fumées ou marinées ; les fritures, à moins qu'elles ne soient préparées avec du beurre frais, sans cela elles sont toujous âcres ; les mets fortement assaisonnés, le café à l'eau, les liqueurs spiritueuses et tout ce qui est indigeste ou échauffant.

140. L'exercice, les travaux du corps et de l'esprit, ne sont pas nuisibles, pourvu qu'ils ne soient pas portés à l'excès.

141. Comme chaque tempérament a une *idiosyncrasie*, c'est-à-dire, des goûts et des dispositions particulières, on ne doit s'astreindre rigoureusement au régime, qu'autant qu'il n'est pas en opposition avec elle. Ainsi on aurait tort d'insister sur l'usage d'un aliment généralement sain et utile, si on le digérait difficilement, ou s'il causait du dégoût, des aigreurs ou autres accidens.

CHAPITRE VII.

Examen de quelques moyens qui peuvent convenir comme auxiliaires au Sirop gastrique, ou dont l'emploi peut être dangereux.

Des Antiphlogistiques.

142. Ils sont employés pour combattre ou pour prévenir l'irritation que les principes morbifiques déterminent quelquefois sur certaines parties. Ils se composent des *débilitans*, des *tempérans*, des *adoucissans*.

143. Les *débilitans* sont : un régime sévère, l'abstinence, la saignée.

L'abstinence absolue des alimens ne convient guère que dans la gastrite aiguë, les indigestions, la plénitude saburrale, et dans certaines fièvres.

La saignée est générale ou locale, suivant qu'elle est pratiquée aux gros vaisseaux ; ou faite au système capillaire, au moyen des sangsues ou des scarifications. Elle diminue l'afflux du sang dans les parties où il se trouve attiré par la présence d'un vice délétère , sans pouvoir détruire ce vice en aucune manière. L'abus des débilitans et sur tout des évacuations sanguines , appauvrit le sang , et produit dans l'organisme un affaiblissement dont on a quelquefois beaucoup de peine à se remettre.

144. Les *tempérans* comprennent les délayans et les raffraîchissans. Ce sont des liquides aqueux , gélatineux ou acidules, qui s'employent à l'intérieur ou à l'extérieur, et qui sont absorbés en partie par les voies digestives ou par la peau. Ils rendent le sang moins consistant , relâchent les tissus , affaiblissent l'acrimonie des humeurs , et modèrent l'excès de l'irritabilité et de la chaleur animale.

Préparations tempérantes.

Eau d'orge (1) : prenez : une cuillerée ou

_____

(1) Les tisanes ne doivent jamais être préparées dans des vases de cuivre , à moins qu'ils ne soient

une demi-once d'orge mondé ou perlé ; faites bouillir dix minutes dans un litre d'eau.

L'eau de gruau se prépare de même.

Décoction de feuilles de bourrache ou de laitue : prenez une poignée de l'une ou de l'autre de ces plantes , faites bouillir cinq minutes dans un litre d'eau.

On fait également usage du petit lait, des

---

parfaitement étamés. Il est aussi prudent de ne pas les y conserver. La faïence , la terre et la porcelaine , sont ce qu'il y a de plus convenable.

Il est bon de n'en préparer que la quantité nécessaire pour un jour en été , et pour deux en hiver , sans cela elle pourrait s'altérer.

Les infusions se font en mêlant les substances à infuser avec de l'eau bouillante. On couvre le vase avec soin pour ne pas laisser échapper l'arôme. Quand les infusions sont refroidies on les tire à clair.

Les décoctions se préparent en faisant bouillir les substances dans l'eau , ensuite on tire à clair ou l'on passe au tamis. Pour les bains , la décoction se fait dans la plus grande quantité d'eau possible , que l'on mêle ensuite dans le bain.

Les tisanes peuvent en général être édulcorées avec du sucre , des sirops , du miel , de la racine de réglisse , suivant le goût des personnes.

bouillons aux herbes, de l'eau de veau ou de poulet ; ainsi que des limonades que l'on prépare en délayant dans un litre d'eau, deux onces d'un sirop acidule, tel que celui de limon, d'orange, de groseilles, etc. : l'usage excessif des limonades débilite l'estomac, et porte dans le sang des principes d'acidité.

Les lavemens tempérans sont ceux d'eau simple ou avec addition d'une cuillerée de vinaigre, les décoctions de laitue, de poirée, de cerfeuil, de fraise de veau, etc.

Pour les bains et les lotions, on emploie l'eau simple tiède; quelquefois on y ajoute, dans la proportion d'un à deux gros par litre, de la gélatine que l'on doit d'abord faire fondre, à l'aide de l'ébullition, dans une partie du liquide.

Les cataplasmes les plus usités se préparent avec la mie de pain ou la farine de graine de lin cuites avec de l'eau, de la décoction de racine de guimauve ou du lait. Il est nécessaire de les renouveler au moins deux fois par jour en hiver, et trois fois en été; sans cela, ils fermentent, s'aigrissent, et irritent la peau.

145. *Adoucissans :* Ils diffèrent peu des précédens et jouissent comme eux de la propriété de diminuer l'irritabilité ; on les confectionne avec des substances mucilagineuses que l'on fait ordinairement infuser ou dissoudre dans de l'eau , ou bien que l'on y incorpore , par exemple :

Gomme arabique, une demi-once ; faites dissoudre dans un litre d'eau.

Fleurs de mauve , de guimauve , de violette , de tussilage, de bouillon blanc ; des unes ou des autres, une pincée ; faites infuser dans un litre d'eau bouillante.

Une pomme de reinette ; deux onces de dattes, de jujubes ou de raisins de Corinthe ; deux gros de racine de guimauve ; une cuillerée à café de graines de lin ; faites bouillir une seule ou plusieurs de ces substances dans un litre d'eau pendant un quart d'heure.

Pour les lavemens, les lotions, les bains ; on emploie la décoction de son de froment, celle de feuilles ou de racines de guimauve, de graine de lin, etc.: on peut y ajouter quelquefois avec avantage un tiers de lait.

Quant aux cataplasmes et aux bains, ils ne diffèrent en rien des cataplasmes tempérans.

On emploie aussi en onctions et en frictions, des corps gras, comme les huiles d'olives, de lys, de millepertuis ; les pommades de concombres, de roses, etc. Il faut se les procurer bien fraîches ; quand elles sont rances, elles deviennent irritantes.

Des Purgatifs.

146. Les purgatifs sont destinés à évacuer les matières bilieuses, glaireuses et saburrales qui par fois se forment ou s'amassent dans l'estomac et les intestins, et qui entravent leurs fonctions. Quelques médecins ont cru qu'ils pouvaient être portés dans le sang et le débarrasser des élémens hétérogènes qui altèrent sa pureté. J'ai dans un tems partagé cette opinion ; mais elle n'est qu'hypothétique ; les progrès récens de la médecine et les expériences physiologiques ont démontré, de la manière la plus positive, que ces substances ne jouissent de la propriété

purgative, que parce qu'elles ne sont point digérées ni absorbées.; si elles l'étaient, elles ne purgeraient pas. D'après cela, il est constant que leur effet est purement local; il ne s'exerce que sur le tube intestinal, il augmente la sécrétion du mucus qui se fait à sa surface interne, provoque ses contractions, et détermine l'expulsion des matières qu'il contient. Quand les purgatifs ont trop d'énergie, ou qu'ils sont pris intempestivement; ils peuvent causer des inflammations d'estotomac ou de bas-ventre, qui, comme on le sait., sont quelquefois mortelles. Leur usage trop fréquent débilite les organes de la digestion, et les dispose ainsi à la production des glaires, ou augmente cette disposition, si elle existait auparavant. C'est pourquoi la plupart de ceux qui se sont livrés aux méthodes évacuantes, ont cherché à prévenir cet inconvénient en associant des toniques aux purgatifs. Cette manière d'agir, quoique étayée sur de grands noms, se trouve en opposition avec la saine physiologie, avec l'état actuel des connaissances et avec les faits. Il n'est pas plus pos-

sible de rendre une composition en même
temps tonique et évacuante , qu'il ne l'est
d'en faire une qui soit à-la-fois rafraîchissante
et échauffante ; c'est un principe fondamental
de la thérapeutique : une propriété ne peut
s'allier à une autre propriété opposée , l'une
détruit l'autre , et il ne peut y avoir d'action
que de la part de celle qui domine : aussi
est-il bien reconnu aujourd'hui; 1° que les purgatifs sont toujours irritans et débilitans ,
quelle que soit leur nature , et avec quelque
substance qu'on les associe ; 2° que leur mé-
lange avec des toniques, n'est propre qu'à les
rendre échauffans.

147. Les purgatifs pris d'une manière
non interrompue , font éprouver au sang
une perte considérable, à cause de la quantité abondante de mucus qui en est extraite.
Alors l'absorption peut s'exercer sur les principes morbifiques fixés sur les organes in-
ternes ou externes , et les reporter dans le
sang ; dans ce cas comme dans beaucoup
d'autres , il y a déplacement et non destruction de la cause qui devient occulte, et qui
ne manque pas de reproduire des accidens

tôt ou tard; c'est d'ailleurs là l'effet de tous les palliatifs : on ne doit donc recourir aux purgatifs que pour évacuer la bile , les saburres et autres humeurs qui s'accumulent spontanément dans le tube intestinal , ou qui y sont dirigées par l'action d'un spécifique tel que le Sirop gastrique et toni-dépuratif.

Des sudorifiques et des diurétiques.

148. Les sudorifiques augmentent la transpiration cutanée, et les diurétiques, la sécrétion des urines. Ces deux fonctions sont généralement en sens inverse l'une de l'autre ; de sorte que, quand la première est plus abondante, la seconde l'est moins, et réciproquement. Ainsi la chaleur et le froid, en dilatant ou en resserrant les pores de la peau, augmentent ou diminuent la transpiration, soit au détriment, soit à l'avantage de la sécrétion des urines. Le même effet s'obtient par l'emploi des sudorifiques et des diurétiques; mais il faut bien remarquer que, quand ils ne sont pas alliés à des dépuratifs, ils ne font qu'augmenter les sécrétions, de la quan-

tité du liquide pris en boisson. Par exemple; lorsque les urines sont en petite quantité et foncées en couleur, les diurétiques que l'on boit les font devenir abondantes, claires et limpides; mais leurs qualités ne changent pas plus que si l'on y mêlait immédiatement le liquide diurétique. S'il en était autrement, les sudorifiques et les diurétiques auraient la propriété de purifier le sang.

Il ne faut pas conclure de là que ces moyens soient sans utilité. 1° Ils favorisent l'expulsion de la transpiration et des urines, quand elles sont disposées à être retenues à l'intérieur; 2° ils modèrent l'acrimonie par fois trop forte de ces matières excrémentitielles, et empêchent leurs élémens trop concentrés d'exercer sur les organes une action irritante; 3° administrés conjointement avec un dépuratif convenable, ils dirigent au dehors, soit par la transpiration, soit par les urines, les principes morbides que ce dépuratif aura isolés du sang.

149. *Les bains chauds, les bains de vapeur simple, aromatique, etc.,* que l'on emploie pour provoquer la sueur, ne convien-

nent, par rapport à leur violence, qu'à certaines constitutions robustes. Par leur action, la circulation est accélérée, la respiration précipitée, la transpiration considérablement activée; le sang afflue à la tête et à la poitrine; la face est rouge et tuméfiée; il y a imminence d'apoplexie et de suffocation : à leur suite, les forces sont épuisées, tant par la secousse violente qui a été imprimée aux organes, que par la transpiration excessive qui a lieu, non-seulement pendant leur durée, mais encore long-temps après. Cette transpiration n'est point formée d'élémens morbifiques, elle n'est composée que de molécules aqueuses qui ont été forcées de s'échapper par les pores, à cause de la dilatation que la chaleur a fait éprouver aux fluides. Pour remplacer ces pertes considérables, la nature augmente l'absorption qui devient alors tellement énergique, qu'elle peut s'exercer sur les vices morbifiques eux-mêmes, les déplacer des organes où ils étaient fixés, et les reporter dans le torrent de la circulation; de là viennent la diminution et quelquefois la cessation des accidens maladifs : mais comme la cause reste toujours dans l'économie, on est exposé à les voir reparaître un peu plutôt ou un peu plus tard, selon que les parties affectées ont conservé plus de faiblesse, et que les causes déterminantes agissent plus fortement.

Tisane sudorifique. Prenez : racine fraîche de patience, une once ; faites bouillir dans un litre d'eau pendant une demi-heure ; ajoutez en infusion, sassafras, demi-gros ; fleurs de scabieuse, deux pincées.

Autre tisane sudorifique. Prenez : racine d'astragalle (*astragallus excapus*), une once et demie ; faites bouillir dans un litre d'eau jusqu'à réduction de moitié ; partagez en deux doses, pour en prendre une seulement le soir en vous couchant.

Tisane diurétique. Prenez : racine de pissenlit et de chiendent, de chaque une demi-once ; faites bouillir pendant un quart d'heure dans un litre d'eau ; ajoutez nitrate de potasse, vingt grains.

Autre. Prenez : racine de fraisier, de petit houx, de chaque demi-once ; faites bouillir un quart d'heure dans un litre d'eau , ajou-

tez en infusion une pincée de cerfeuil et six
feuilles de bourrache.

Observation. Les tisanes sudorifiques doivent être prises chaudes; les boissons diuré-
rétiques au contraire, agissent mieux quand
on les boit froides ou tièdes.

Des Exutoires.

150. Les vésicatoires, les sétons, les
cautères, les moxas et autres exutoires, agissent de deux manières : d'abord par l'irritation locale et quelquefois générale qu'ils
déterminent, ce qui fait qu'ils augmentent
les accidens et en occasionent de nouveaux,
chez beaucoup de personnes nerveuses et
irritables; en second lieu, par la suppuration
qu'ils produisent.

151. Lorsque l'humeur peccante est
fixée ou dirigée fortement sur une partie,
ces moyens sont insuffisans pour la déplacer,
et les symptômes persistent avec la même
intensité; dans ce cas, ils sont un mal de plus.

152. Quelquefois le vice morbifique est
très-mobile, ou bien les fluides en sont for-

tement et généralement imprégnés, alors il peut être en partie attiré par les exutoires; ce que l'on reconnaît à la matière âcre et mordicante qui s'en écoule, et qui cause à la peau, de l'irritation, des boutons, des érysipèles, des phlegmons, des abcès, etc.

153. La suppuration que fournissent les exutoires, n'est-elle pas susceptible d'être portée à l'intérieur par la voie de l'absorption, et d'y occasioner des désordres? L'expérience prouve que ces plaies artificielles conservent la faculté absorbante, puisqu'on y a quelquefois recours pour introduire à l'intérieur des substances médicamenteuses. On sait aussi que quand un organe est fortement irrité, il attire à lui toutes les humeurs, et alors les exutoires se sèchent rapidement. La résorption de l'humeur qu'ils fournissent, peut donc être la cause d'accidens variés auxquels certaines personnes deviennent sujettes, après en avoir porté pendant quelque temps.

154. Il est très-rarement utile de joindre les exutoires à l'emploi du Sirop gastrique. Son action seconde assez puissamment

la nature dans les efforts qu'elle fait pour éliminer les humeurs délétères, et les voies
qu'elle choisit elle-même sont ordinairement les plus avantageuses.

Des Calmans.

155. Les calmans, sédatifs, narcotiques,
appartiennent presqu'exclusivement au règne végétal. La famille des *solanées*, des
papavéracées, en fournissent de très-puis-
sans. Ce sont des poisons qui, pris à l'intérieur ou appliqués à l'extérieur, sont capables de donner la mort. Leur effet est de
causer la congestion du sang et des humeurs à la tête, d'engourdir et de détruire
la sensibilité nerveuse ; de sorte que leur
usage prolongé, même à petite dose, produit un sommeil comateux, des vertiges,
l'affaiblissement des fonctions intellectuelles,
la perte du sentiment, et dispose à l'apoplexie et à la paralysie. Dans certains cas,
ils agissent à la manière des répercussifs ;
car la sensibilité organique de la partie ou
l'humeur morbide s'est fixée, étant diminuée

ou anéantie , cette humeur y est artirée moins fortement et peut se porter sur quelque viscère important à la vie. La goutte, le rhumatisme, etc. , traités par des applications narcotiques , n'offrent que trop fréquemment l'exemple de semblables accidens.

Comme ces moyens ne détruisent point la cause essentielle des maladies , il serait bien à désirer qu'ils ne fussent employés que pour calmer les douleurs les plus aiguës , et lorsque le médecin se trouve réduit au triste ministère de rendre un peu moins douloureux le terme de notre existence.

Des fortifians du système nerveux:

156. Il ne faut par les confondre avec les calmans, ils ne paralysent point comme eux l'action des nerfs , mais ils les rendent moins irritables en augmentant leurs forces. Dans ce but , on emploie fréquemment en infusions, les fleurs de tilleul, d'arnica, ou les feuilles d'oranger, à la dose d'une pincée ; ou bien un gros de racines de valériane, pour un litre d'eau bouillante.

Des Astringens ou Répercussifs.

157. Leur effet est de crisper les pores cutanés, de resserrer les vaisseaux et les tissus où la nature avait dirigé l'humeur morbifique, et de la répercuter à l'intérieur. Si cette humeur se concentre sur le cerveau, le cœur, les poumons, l'estomac, elle y cause les ravages les plus formidables, souvent même la mort. On doit d'autant plus être en garde contre leur emploi, qu'ils sont lancés avec profusion par le charlatanisme, sous toutes les formes, tantôt comme remèdes, tantôt comme cosmétiques. Ce sont les eaux blanches, l'extrait de saturne, les solutions de sublimé corrosif, les fards ; les pommades citrine, napolitaine, etc.; les préparations de plomb, de cuivre, d'arsenic, de mercure, incorporées dans des savons, des emplâtres, et autres compositions que l'on décore souvent de noms pompeux ou bizarres.

Comment se fait-il que de pareilles prépations soient quelquefois prescrites ou approuvées par des praticiens d'ailleurs recomman-

dables. C'est sans doute qu'ils ont dirigé leurs
études ailleurs que sur les affections humorales; ou qu'ils préfèrent des moyens prompts,
incertains et dangereux, à ceux dont l'action est lente, il est vrai, mais sûre et
exempte d'inconvéniens.

158. Les bains froids, les bains d'eaux
minérales, tels que ceux de mer, d'eaux fer-
rugineuses, sulfureuses, etc., sont à la fois
toniques et répercussifs; en effet, ils forti-
fient l'organe cutané, resserrent les vaisseaux, et diminuent par là la disposition de
ce système, à livrer passage aux humeurs délétères poussées au dehors. C'est pour cette
raison qu'ils sont préconisés dans les maladies
de la peau. Il n'est pas rare que celles-ci s'affaiblissent et même disparaissent par leur usage,
sans qu'il en résulte toujours des accidens
remarquables, parce qu'ils refoulent lente-
tement, dans la masse générale des fluides,
les principes morbides, lesquels y restent disséminés ou occultes pendant un temps plus
ou moins long. Si néanmoins leur disparition est trop prompte, ou qu'il y ait quelque
viscère affaibli, alors il survient des fièvres

graves et autres désordres. Dans tous les cas,
les moyens extérieurs, ne détruisent pas la
cause, et ne sont toujours que palliatifs. Les
bains d'eaux minérales eux-mêmes, malgré
leur grande réputation, sont de bien faibles
auxiliaires : quand on en obtient quelques
avantages, il faut les attribuer, bien moins à
leur usage, qu'aux distractions du voyage,
au changement de climat, aux exercices et
aux amusemens variés que l'on s'y procure ;
et qui sont si propres à favoriser le jeu des
organes et la régularité des fonctions.

159. Les mixtures, les opiats, les pou-
dres que l'on prodigue si fréquemment pour
arrêter les écoulemens syphilitiques, ne sont,
comme on le sait, que du baume de Copahu,
du cubèbe, ou autres substances analogues
diversement préparées. Les praticiens pru-
dens les proscrivent avec raison, car l'expérience démontre, qu'en s'opposant au travail
de la nature, et en faisant rentrer dans les
fluides, le virus délétère, toute l'économie
ne tarde pas à en être infectée. Il en résulte,
après un certain temps, les accidens les plus
graves, tels que des cuissons, des ardeurs,

des rétrécissemens dans le canal de l'urètre;
des éruptions, des végétations, des ulcérations
aux organes sexuels et sur d'autres parties
du corps; ou, ce qui est encore plus funeste,
l'irritation, l'engorgement des reins, du foie et
d'autres viscères, accidens qui réclament im-
périeusement l'emploi du Sirop gastrique.

Des Caustiques.

160. Que dirai-je de la cautérisation qui
consiste à brûler, à désorganiser la partie
affectée avec la pierre infernale ou à cautè-
re, avec des acides et autres caustiques ? Un
médecin censé peut-il croire qu'en détruisant le mal local, il en détruira la cause, et
rétablira l'équilibre dans les fonctions ? non
certes ! C'est dans le sang, c'est dans les
fluides, qu'il faut attaquer la source des
accidens; ce n'est qu'en leur rendant leur
pureté essentielle, qu'on peut espérer de
produire une santé parfaite et durable.

CONCLUSION.

161. Le raisonnement, l'autorité des médecins les plus célèbres de tous les temps, et
surtout l'observation , démontrent jusqu'à
l'évidence que la connaissance des causes des
maladies est indispensable pour parvenir à
les guérir sûrement, et que, toutes les fois
que les moyens qu'on emploie, n'attaquent
pas directement cette cause, ou n'ont pas
une action suffisante , ils sont nuisibles, ou
au moins infructueux : lors donc qu'une maladie est produite et entretenue par un agent
qui altère la masse des humeurs , ce sera
toujours en vain qu'on se flattera de l'espoir
d'une guérison radicale , si l'on ne détruit pas
complètement cet agent délétère. Il est bien
prouvé que les antiphlogistiques , les adoucissans , les rafraîchissans , les purgatifs, les
diurétiques, etc., n'agissent que comme palliatifs; et que la plupart des remèdes externes
ont des résultats funestes, et ne doivent par

conséquent jamais faire la bâse d'un traitement rationnel et méthodique.

162. J'ai été assez heureux pour trouver
et pour offrir à la médecine un moyen de
combattre certaines maladies humorales,
contre lesquelles toutes ses ressources n'é-
chouaient que trop souvent. Plusieurs années
de succès constans en ont démontré l'efficacité. Il n'a jamais été annoncé dans aucun
journal ; je me suis toujours opposé à ce
genre de publicité ; la vogue qu'il procure
n'est que passagère, d'ailleurs il déroge à la
dignité médicale ; aussi la réputation du Sirop
gastrique, basée sur l'observation de faits
multipliés, a-t-elle toujours été en augmentant. Aujourd'hui j'ai la satisfaction de voir
la plupart de mes confrères convaincus par
l'expérience, de la supériorité de ce puissant
dépuratif, et sacrifiant, pour le bien de l'humanité, à cette aveugle et injuste prévention
qui rend tant d'hommes exclusifs et systé-
matiques, prescrire le Sirop gastique à leurs
malades ; je leur en témoigne ici ma reconnaissance, et les préviens que je recevrai,
comme je l'ai toujours fait, avec le plus grand

plaisir, les observations et les avis qu'ils voudront bien me transmettre. C'est à l'invitation de ces médecins , que je me suis déterminé à écrire cet opuscule , pour exposer les cas où mon spécifique peut être employé avec avantage. Il m'eût été bien facile de le grossir par des observations de guérisons, et par les extraits de ma correspondance, soit avec des médecins, soit avec les malades qui m'honorent de leur confiance ; mais de tels moyens ont trop souvent été employés par le charlatanisme pour que j'y aie recours. Dailleurs mon but n'est point de préconiser, d'accréditer un remède déjà suffisamment connu , mais de préciser les maladies où il convient; car les personnes qui souffrent , ne sont que trop disposées à faire usage d'un moyen qu'elles ont vu réussir à d'autres. Je crois donc de mon devoir, de prévenir que les affections que je décris, sont, jusqu'à présent , les seules sur lesquelles j'aie pu réunir un assez grand nombre de faits pour que ce Sirop puisse en être regardé comme le spécifique: je dois même dire que la goutte et le rhumatisme ne cèdent à son

emploi, que quand il est continué long-temps;
et que lorsqu'ils sont héréditaires, ou que
leurs causes ont produit la désorganisation
des systèmes fibreux ou nerveux, ils peuvent
se montrer rebelles.

163. Cependant, si on avait épuisé vai-
nement toutes les ressources de l'art contre
des maladies différentes de celles que j'ai
mentionnées, et qu'on voulût essayer de ce
dépuratif, il sera prudent de ne le faire qu'a-
près m'avoir donné des détails exacts et cir-
constanciés sur la position du malade.

La longue expérience que j'ai de la manière
d'agir du Sirop gastrique, me mettra à même
de juger s'il peut être avantageux ou nuisible.

164. Malgré les demandes qui m'ont été
faites, je n'ai pu me décider à établir aucun
dépôt : 1° parce que la remise qu'il faut nécessairement accorder aux dépositaires, pèse
toujours sur les malades ; 2° parce que
les dépositaires ne peuvent distinguer les
cas où le Sirop convient, d'avec ceux où
il ne convient pas, et que leur intérêt les
porte à le préconiser dans tous indifférem-
ment ; 3° il n'est pas sans exemple que l'appât

du gain en ait porté plusieurs à contrefaire les médicamens qui leur étaient confiés, et à ne délivrer que des préparations inertes, ou du moins toutes différentes de celles qu'on leur demandait; 4° Pour qu'un remède réussisse, il faut que les doses soient proportionnées au tempérament et à l'âge des individus et qu'il soit secondé, suivant l'ancienneté du mal, ses complications, etc., par divers moyens auxiliaires que le médecin seul peut indiquer; 5° enfin, parce que j'ai moins en vue de propager la vente de mon Sirop que de me rendre constamment utile.

En conséquence les demandes devront m'être adressées, franc de port, et accompagnées d'un exposé exact de la maladie : je m'empresserai, si toutefois je ne remarque pas de contr'indications, de faire faire l'expédition par mon pharmacien, et j'y joindrai le mode de traitement qui devra être suivi. Les envois ne pourront être au-dessous de quatre bouteilles, vu qu'un moindre nombre est toujours insuffisant.

Le prix du Sirop gastrique, est de 12 fr. la bouteille, emballage compris.

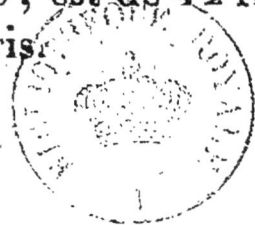

TABLE

DES MATIÈRES.

CHAPITRE II.

CHAPITRE III.

CHAPITRE IV.

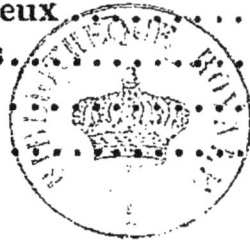

www.ingramcontent.com/pod-product-compliance
Lightning Source LLC
Chambersburg PA
CBHW071909200326
41519CB00016B/4539